I0023806

图解按摩治病窍诀

按摩

小 儿 病

主编 郭长青 刘乃刚 梁楚西

上海科学技术出版社

责任编辑　王红九

封面设计　赵　军

排版设计　谢腊妹

图书在版编目（CIP）数据

小儿病按摩／郭长青，刘乃刚，梁楚西，薛卫国主编．
—上海：上海科学技术出版社，2011.6（2013.8重印）
（图解按摩治疗窍诀）
ISBN 978-7-5478-0688-3

Ⅰ. ①小… Ⅱ. ①郭… ②刘… ③梁… Ⅲ. ①小儿疾
病-按摩疗法(中医)-图解 Ⅳ. ① R244.1-64

中国版本图书馆 CIP 数据核字（2011）第 031751 号

中国图书进出口上海公司发行
（上海钦州南路 71 号　邮政编码 200235）
新华书店上海发行所经销
常熟市华顺印刷有限公司印刷
开本 787×1092　1/16　印张：6.75
字数：150 千字
2011 年 6 月第 1 版　2013 年 8 月第 2 次印刷
ISBN 978-7-5478-0688-3/R・229

本书如有缺页、错装或坏损等严重质量问题，
请向工厂联系调换

主　编
郭长青　刘乃刚　梁楚西

副主编
卢　婧　冯　涛　韩森宁　郭　妍　薛卫国

编　委
蒋昭霞　金晓飞　刘福水　钟鼎文　肖　红
韩森宁　杨淑娟　段莲花　吴玉玲　石少娟
陶　琳　车　睿　费　飞　蔡尚圭　朴贤庭
李住闵　魏　东　郝海霞　谭亚芹　刘春慧
　　　　黄　娟　陈剑刚

内容提要

　　本书是由北京中医药大学针灸推拿学院具有多年临床经验和教学经验的专家学者集体编写而成。

　　本书共五章，分别介绍了消化系统、呼吸系统、骨伤科、神经系统以及其他常见小儿疾病的按摩治疗，各疾病分别从概念、临床表现、按摩治疗小窍诀等方面进行了论述。本书深入浅出、简明扼要、读之即懂、懂之即会、用之见效，是一本初级医务工作者和按摩爱好者的参考书，也是一本家庭医疗的普及读物。

前 言

　　按摩，又称"推拿"、"按蹻"、"乔摩"、"乔引"、"案抚"等，是人类最古老的一门医术，也是中医学伟大宝库的重要组成部分。几千年来为中华民族的健康事业作出了巨大贡献。

　　按摩疗法的起源可以追溯至远古时期。先民们生存环境险恶，在遇到意外损伤时，由于用手按抚体表患处而感到疼痛减轻或缓解，从而逐渐发现其特殊的治疗作用，并在长期实践的过程中逐步形成了这一独特疗法。

　　按摩防治手段，主要通过操作者将手或肢体的其他部位，或借助一定器具，在受治者体表做规范性的动作，以达到防治疾病的目的。对正常人来说，能增强人体的自然抗病能力，取得保健效果；对病人来说，既可使局部症状消退，又可加速恢复患部的功能，从而收到良好的治疗效果。

　　在当今生物医学模式向着生物－心理－社会医学模式发展的背景下，由于疾病谱的变化，人们治疗疾病的方法正在从偏重于手术和合成药物，逐渐向重视自然疗法和非药物治疗转变。按摩疗法经济简便，不需要特殊医疗设备，也不受时间、地点、气候条件的限制，随时随地都可实行，平稳可靠，易学易用，无任何副作用，在预防和临床中适应范围较广。正因其具有适应证广、疗效显著、简便易行、无毒副作用等特点，成为深受广大群众喜爱的养生健身措施，尤其适用于家庭自我保健。

　　为了普及按摩疗法，编者根据多年的研究成果和临床经验，在参考大量有关资料的基础上，编写了《图解按摩治病窍诀》系列图书。本套丛书按摩操作均配以真人实际操作图片，用图解的方式呈现了各种疾病常用按摩治疗手法的基本操作，语言简洁，通俗易懂，图片清晰准确、一目了然，易于学习和操作。

本书是《图解按摩治病窍诀》系列图书中的《小儿病按摩》部分，以图文并茂的形式介绍了常见小儿病的按摩治疗方法。

小儿按摩又称小儿推拿，其理论、穴位、手法均不同于成人推拿。首先，中医认为小儿乃"稚阴稚阳"之体，具有脏腑娇嫩、形气未充与发育迅速、生机勃勃的特点，同时又具有抵抗力差、容易发病与传变较快、治疗易趋康复的病理特点。临床上小儿推拿通过手法作用于小儿的特定穴位或特定部位，达到激发小儿自身的抗病与调节作用，起到扶正祛邪、舒筋活络的作用，以调整脏腑经络气血、增强新陈代谢、促进血液循环，从而达到防病治病的目的。

就推拿穴位而言，小儿推拿的作用部位是点、线（如"推上七节骨"中的"七节骨"）、面（如"摩腹"的"腹"）的结合；在手法上也是以推法和拿法为主。故在明代时期形成了小儿推拿的独特体系，经过历代中医推拿者的努力，小儿推拿逐渐由继承走向发展，由不完善逐渐走向完善。

由于很多小儿推拿手法都具有保健和治疗疾病的双重作用。一方面通过"摇筋骨，动肢节，行气血"等正确的手法刺激使人身气血通畅，使正气充足，免疫力增强，以防止小儿生病，起到保健的作用；另一方面，对于很多疾病，小儿推拿亦可作为辅助疗法，起到治疗作用。就本书而言，所涉及小儿常见疾病的按摩方法操作相对简单明了，且疗效较好，家长如能自己掌握本书所提到的小儿按摩手法，将此作为一种辅助疗法，就能有效地起到"未病先防、已病防变"的作用。

目　录

第一章

消化系统疾病

第一节　小儿营养不良

小儿营养不良是一种慢性营养障碍性疾病。由于喂养不当、饮食不节或其他疾病转化而来。中医学称之为"疳积"、"疳证"。可造成脾胃虚弱、气血亏虚、生长发育停滞的结果。

☺ 临床表现

（1）面黄，消瘦，精神欠佳，食欲不振，毛发稀疏枯黄，大便干结或稀溏。
（2）严重者身高和智力发育往往低于同龄儿童。

☺ 按摩治疗小窍诀

（1）补脾经：患儿仰卧位，术者站在患儿的侧方，一手扶住患儿的前臂，另一手以拇指罗纹面在患儿拇指末节罗纹面上做顺时针方向的旋转推动，也可以将患儿拇指屈曲，术者以拇指罗纹面循患儿拇指桡侧边缘向掌根方向直推，统称"补脾经"，反复操作 100 次。（图 1-1，图 1-2）

（2）揉板门：患儿仰卧位，术者站在患儿的侧方，一手扶住患儿的前臂，另一手以拇指罗纹面按揉患儿手掌大鱼际处为"揉板门"，反复操作约 300 次。（图 1-3）

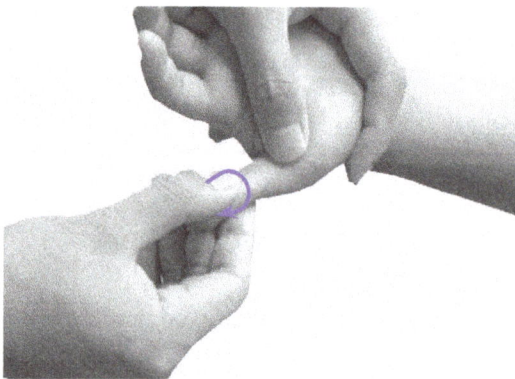

图 1-1　补脾经 1

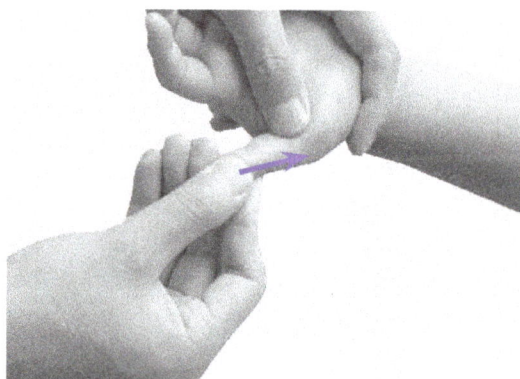

图 1-2　补脾经 2

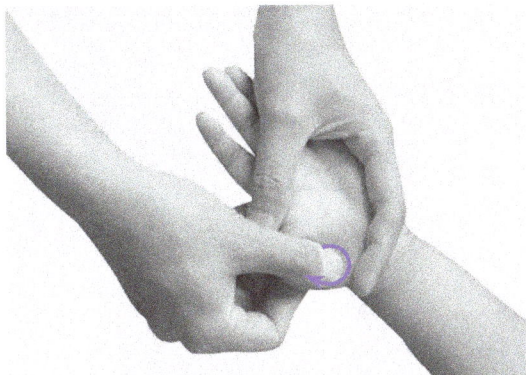

图 1-3 揉板门

（3）推四横纹：儿童示指、中指、环指、小指掌侧第一指间关节横纹处称为四横纹。操作此法时患儿仰卧位，术者站在患儿的侧方，一手握住患儿的手掌，使其四指伸直并拢，掌心向上，另一手四指并拢从患儿示指横纹处推向小指横纹处为"推四横纹"，操作100次。（图1-4，图1-5，图1-6）

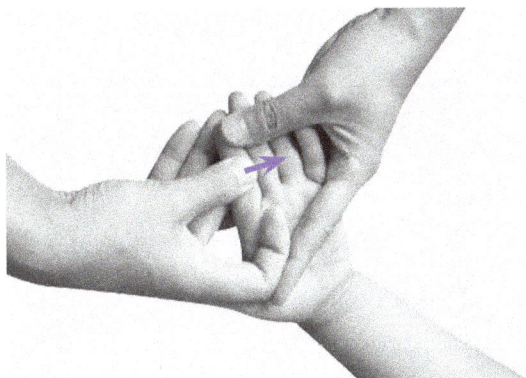

图 1-4 推四横纹 1

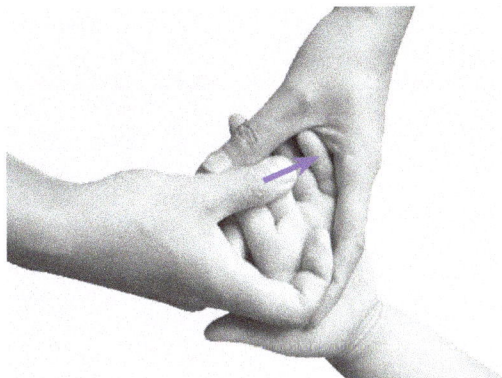

图 1-5 推四横纹 2

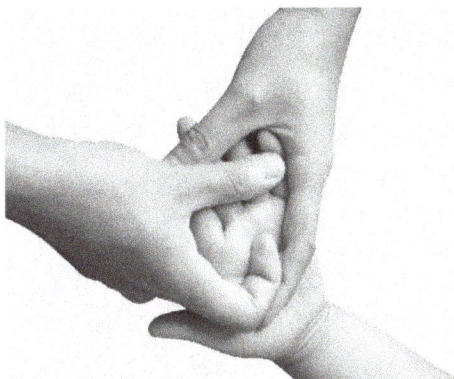

图 1-6 推四横纹 3

（4）摩腹：患儿仰卧位，术者站在患儿的侧方，将手掌轻放于患儿腹部，沉肩垂肘，以前臂带动腕，按照左上腹、右上腹、右下腹、左下腹的顺序做环形而有节律的抚摩约5分钟。用力宜轻不宜重，速度宜缓不宜急。在摩腹之前可以在患儿腹部涂上适量滑石粉，以免摩腹过程中损伤患儿皮肤。（图1-7，图1-8，图1-9）

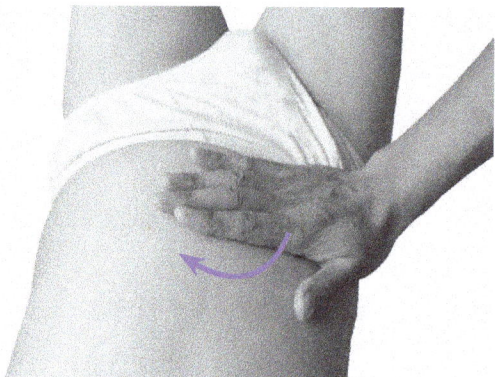

—•‹ 图1-7　摩腹 1 ›•—

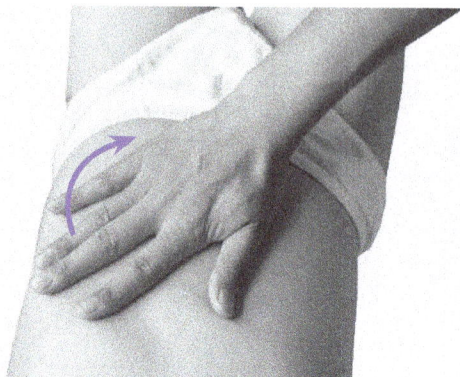

—•‹ 图1-8　摩腹 2 ›•—

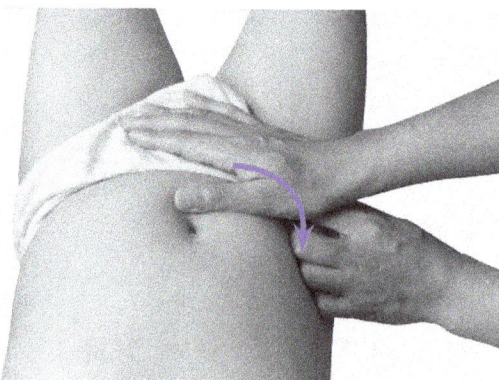

—•‹ 图1-9　摩腹 3 ›•—

（5）分推腹阴阳：患儿仰卧位，术者站于患儿侧，行分推腹阴阳 5 分钟。施术时双手拇指桡侧缘沿肋弓角边缘或自中脘至脐，向两旁分推至两侧的腋中线，称"分推胸腹阴阳"。注意着力部位应紧贴皮肤，压力适中，做到轻而不浮，重而不滞。可以用适量滑石粉以减少操作中对皮肤的摩擦。（图 1-10，图 1-11，图 1-12）

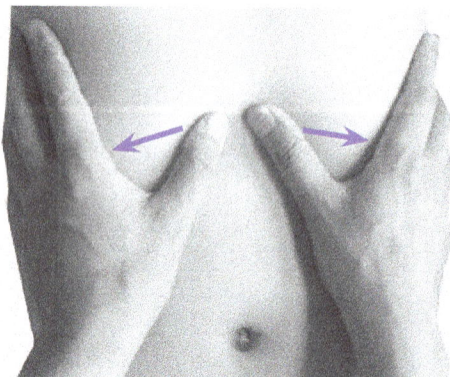

—•‹ 图1-10　分推腹阴阳 1 ›•—

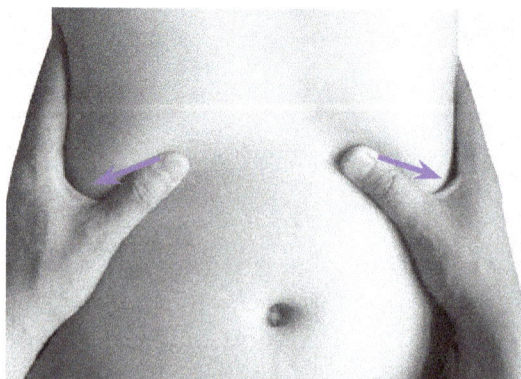

—•‹ 图1-11　分推腹阴阳 2 ›•—

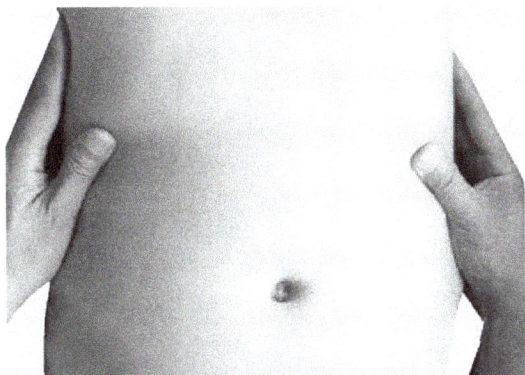

图 1-12　分推腹阴阳 3

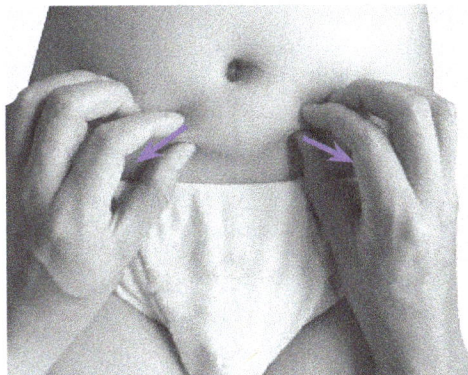

图 1-13　拿肚角

（6）拿肚角：患儿仰卧位，术者站在患儿的侧方，以拇指、示指、中指三指在肚角穴处拿 5 ~ 8 次。（图 1-13）

（7）捏脊：患儿俯卧位，术者双手示指抵于背脊之上，再以两手拇指伸向示指前方，合力挟住肌肉，捏起，采用示指向前拇指后退之翻卷动作，二手交替向前移动。自长强穴起一直捏到大椎穴为 1 次。如此反复操作 5 ~ 6 次。注意要直线捏，所捏皮肤的厚、薄、松、紧应适宜，捏拿速度要适中，动作轻快、柔和，避免肌肤从手指尖滑脱。（图 1-14，图 1-15）

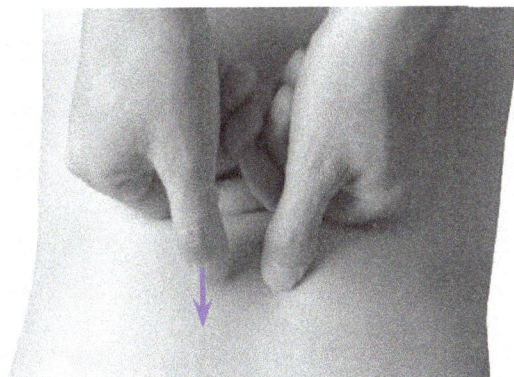

图 1-14　捏脊 1

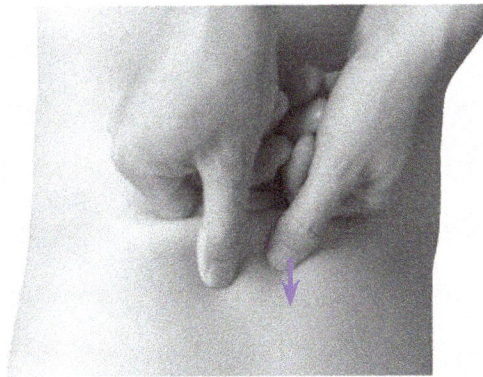

图 1-15　捏脊 2

（8）揉足三里：患儿仰卧位，术者站在患儿的侧方，以一手拇指于患儿足三里穴上，施以点揉法 3 分钟。施术时以拇指指端吸定于足三里穴上，以肢体的近端带动远端作带动深层组织小幅度环旋揉动，压力要均匀，动作要协调有节律。（图 1-16）

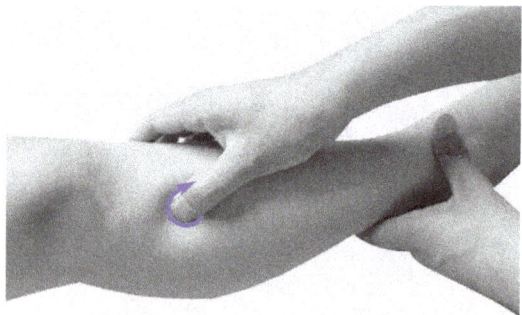

小贴士
TIPS

合理搭配饮食，注意摄入一些营养价值较高的食物，多吃新鲜蔬菜，少吃甜食，不吃零食。

图 1-16　揉足三里

第二节　小儿厌食

厌食是小儿常见的脾胃病证，以长期食欲不振，厌恶进食为特点。由喂养不当、饮食失节而致脾胃运化不健引起。本病在中医学中属于"小儿厌食"、"恶食"等病症的范畴。1～6岁儿童多见。患儿除食欲不振外，其他症状不明显，预后良好。病程长者可转为疳证。病因病机为长期饮食失节、损伤脾胃而发病。

☺ 临床表现

（1）长期食欲不振而无其他疾病。

（2）面色少华，形体偏瘦，但精神尚好，活动如常。

（3）有喂食不当史，如进食无定时定量，过食生冷，好吃零食及偏食等。

（4）作微量元素测定，锌、铁偏低。

☺ 按摩治疗小窍诀

（1）补脾经：患儿仰卧位，术者站在患儿的侧方，一手扶住患儿的前臂，另一手以拇指罗纹面在患儿拇指末节罗纹面上做顺时针方向的旋转推动，也可以将患儿拇指屈曲，术者以拇指罗纹面循患儿拇指桡侧边缘向掌根方向直推，统称"补脾经"，反复操作100次。（图1-17，图1-18）

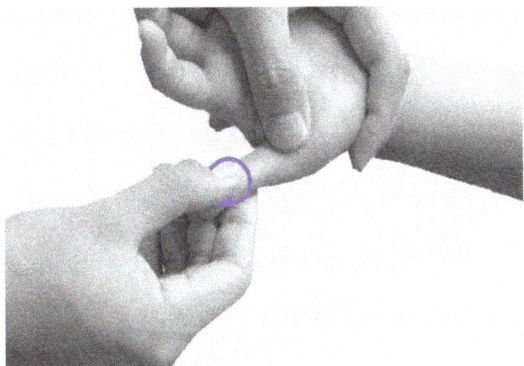

— 图 1-17 补脾经 1 —

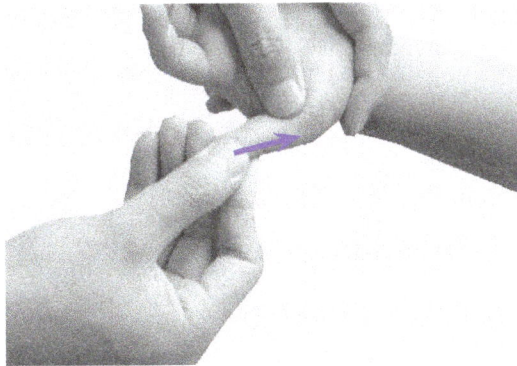

— 图 1-18 补脾经 2 —

（2）补大肠：患儿仰卧位，术者站在患儿的侧方，一手扶住患儿的前臂，另一手以拇指罗纹面在患儿示指桡侧缘，自指尖到虎口成一直线进行直推，称"补大肠"，操作200次。（图1-19）

（3）揉板门：患儿仰卧位，术者站在患儿的侧方，一手扶住患儿的前臂，另一手以拇指罗纹面按揉患儿手掌大鱼际处为"揉板门"，反复操作约300次。（图1-20）

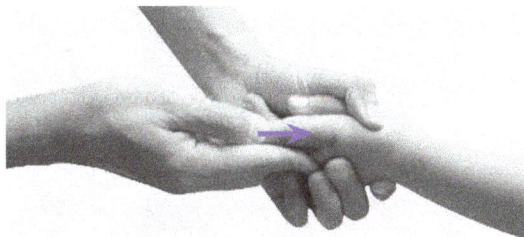

— 图 1-19 补大肠 —

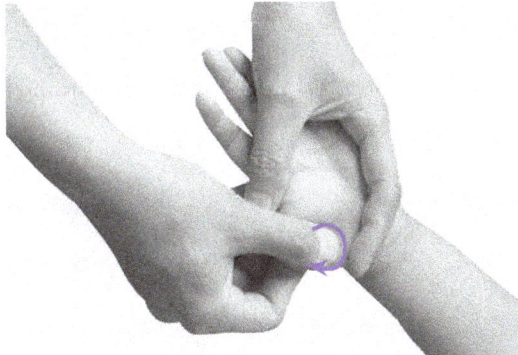

— 图 1-20 揉板门 —

（4）推四横纹：儿童示指、中指、环指、小指掌侧第一指间关节横纹处称为四横纹。操作此法时患儿仰卧位，术者站在患儿的侧方，一手握住患儿的手掌，使其四指伸直并拢，掌心向上，另一手四指并拢从患儿示指横纹处推向小指横纹处为"推四横纹"，操作100次。（图1-21，图1-22，图1-23）

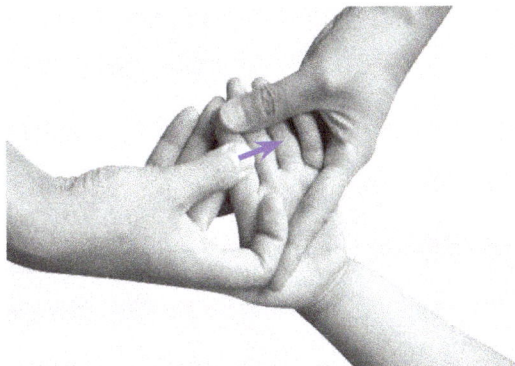

— 图 1-21 推四横纹 1 —

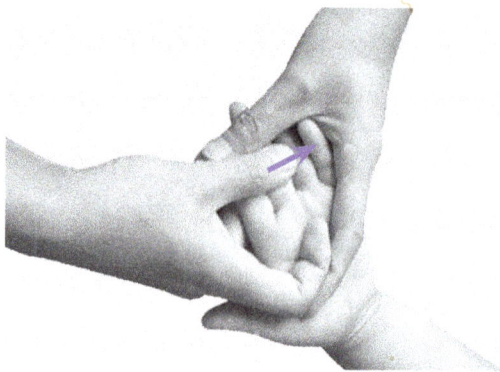

图1-22 推四横纹 2

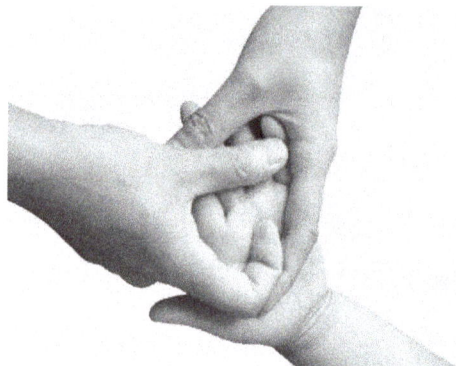

图1-23 推四横纹 3

（5）摩腹：患儿仰卧位，术者站在患儿的侧方，将手掌轻放于患儿腹部，沉肩垂肘，以前臂带动腕，按照左上腹、右上腹、右下腹、左下腹的顺序做环形而有节律的抚摩约5分钟。用力宜轻不宜重，速度宜缓不宜急。在摩腹之前可以在患儿腹部涂上适量滑石粉，以免摩腹过程中损伤患儿皮肤。（图1-24，图1-25，图1-26）

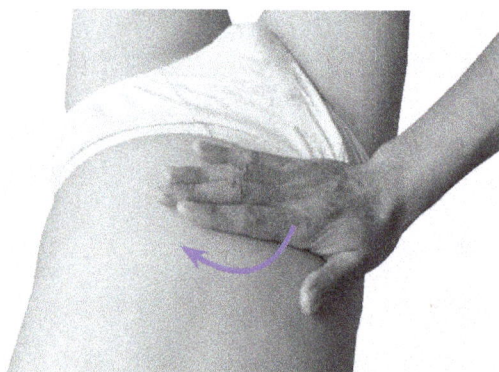

图1-24 摩腹 1

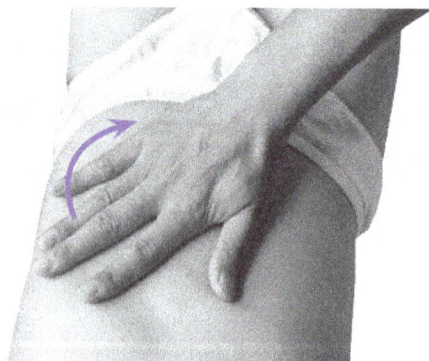

图1-25 摩腹 2

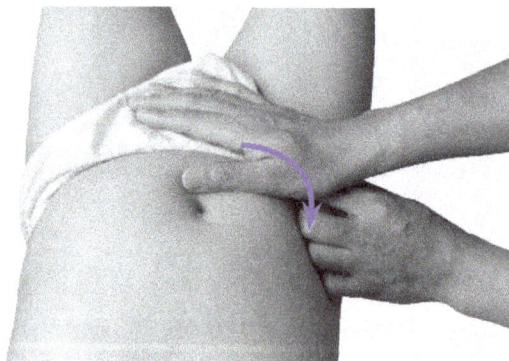

图1-26 摩腹 3

（6）捏脊：患儿俯卧位，术者双手示指抵于背脊之上，再以两手拇指伸向示指前方，合力挟住肌肉，捏起，采用示指向前拇指后退之翻卷动作，二手交替向前移动。自长强穴起一直捏到大椎穴为1次。如此反复操作5～6次。注意要直线捏，所捏皮肤的厚、薄、松、紧应适宜，捏拿速度要适中，动作轻快、柔和，避免肌肤从手指尖滑脱。（图1-27，图1-28）

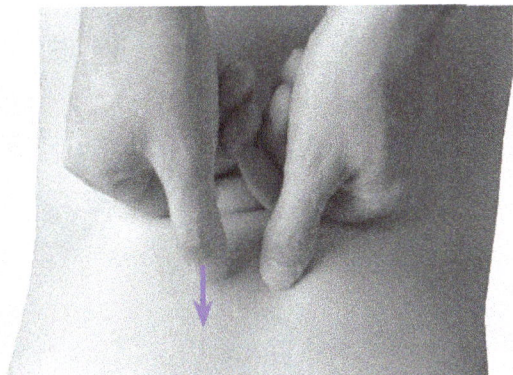

图 1-27 捏脊 1

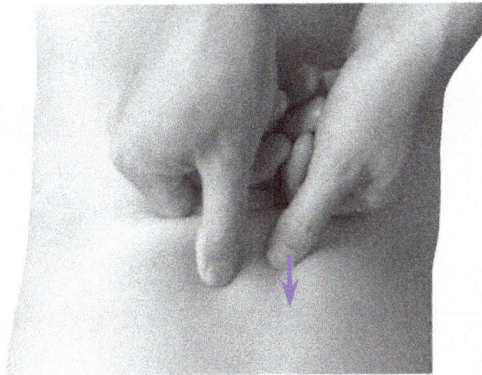

图 1-28 捏脊 2

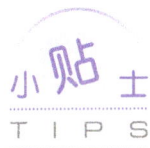
小贴士
TIPS

定时饮食，纠正偏食习惯，饭前禁食零食；适当补充维生素。

第三节　小儿呕吐

呕吐是小儿常见的一种证候，是指食物由胃经口吐出的一种症状，很多疾病都可出现。有物无声谓之吐，有声无物谓之呕，两者同时发生谓之呕吐。中医学认为，呕吐皆属胃气上逆所致。

☺ 临床表现

（1）发病前可有恶心，随之吐出一口或连续数口。

（2）也可无恶心症状，呕吐物由口鼻喷出。

（3）根据临床症状的不同可分为以下 3 种类型：①伤食呕吐：腹部胀满拒按，恶心呕吐，吐出物多酸腐臭秽，嗳腐吞酸，恶闻食臭，夜卧不安，睡眠不佳，大便干或泻下酸臭，舌苔厚腻，指纹沉滞。②胃热呕吐：食入即吐，吐出物酸臭恶臭，发热烦躁，性情急躁，身热，口渴喜冷饮，口干唇红，小便短赤，大便干结，舌红苔黄，指纹青紫。③虚寒呕吐：食后良久方吐，朝食暮吐，暮食朝吐，吐出物无臭，吐的次数少而量多，面白，唇舌色淡，精神倦怠，神疲乏力，四肢不温，腹痛绵绵，喜温喜按，大便稀溏，小便清长。舌淡苔白，指纹淡青。

😊 **按摩治疗小窍诀**

1. 伤食呕吐与胃热呕吐治疗手法

（1）清胃经：患儿仰卧位，术者站在患儿的侧方，一手扶住患儿的前臂，另一手以拇指罗纹面在患儿拇指掌侧第一节向指根方向直推，称为"清胃经"，反复操作300次。（图1-29）

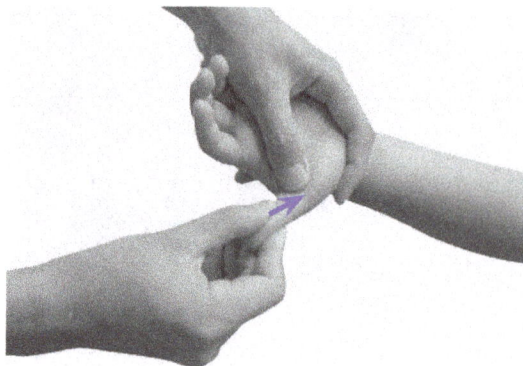

图1-29　清胃经

（2）运内八卦：患儿仰卧位，术者站在患儿的侧方，一手扶住患儿的四指，使其掌心向上，另一手以示、中二指夹住患儿拇指，并以拇指端自患儿掌根处顺时针方向做环形推动，称为"运内八卦"，反复操作100次。操作时宜轻不宜重，宜缓不宜急，在体表旋绕摩擦推动。（图1-30，图1-31，图1-32）

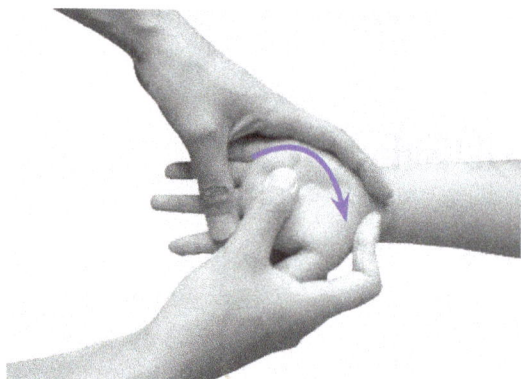

图1-30　运内八卦1

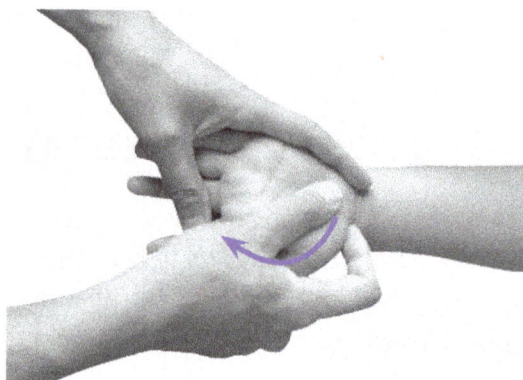

图1-31　运内八卦2

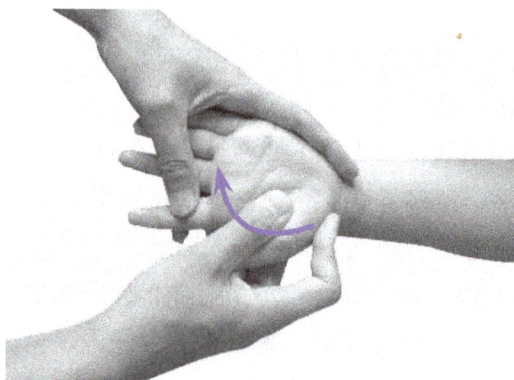

图1-32　运内八卦3

（3）清天河水：患儿仰卧位，术者站在患儿的侧方，一手扶住患儿的前臂，另一手以示指、中指罗纹面沿着患儿前臂正中自腕推向肘部，称为"清天河水"，反复操作 100 次。注意着力部位要紧贴皮肤，压力适中，做到轻而不浮，重而不滞。应沿着直线推动。（图1-33，图 1-34，图 1-35）

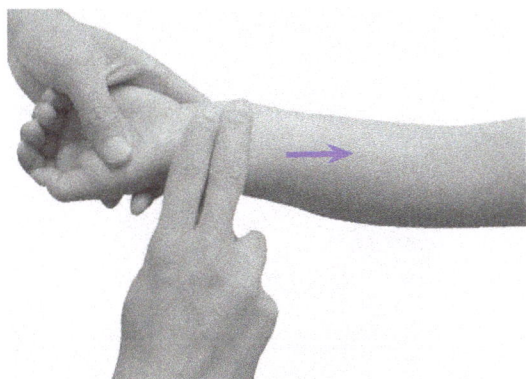
图 1-33 清天河水 1

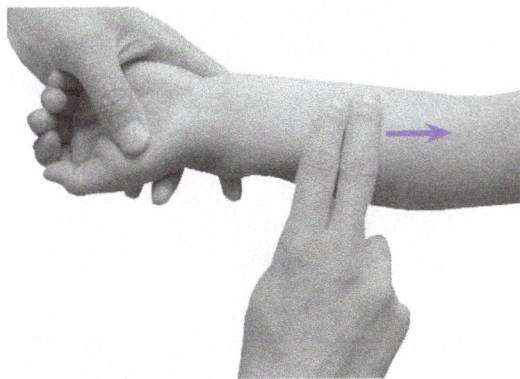
图 1-34 清天河水 2

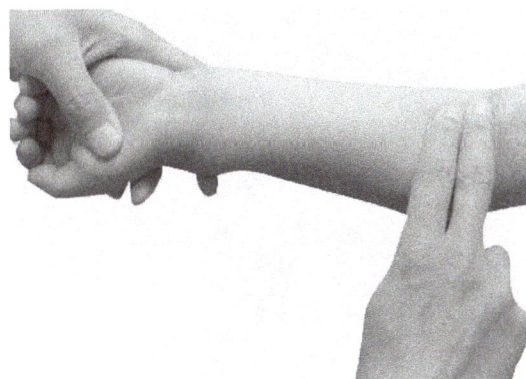
图 1-35 清天河水 3

（4）退六腑：患儿仰卧位，术者站在患儿的侧方，一手扶住患儿的前臂，另一手以拇指或示、中指指面沿着患儿前臂尺侧，从患儿的肘部向腕部直推，称为"退六腑"，反复操作 200 次。在推动的过程中，要注意指面要紧贴患儿的皮肤，压力要适中。对于一切实热证均有效。（图 1-36，图 1-37）

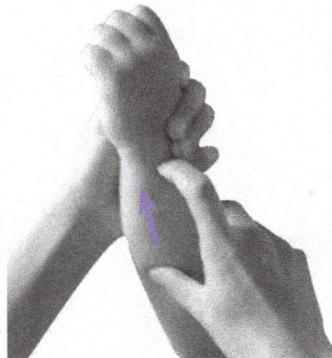
图 1-36 退六腑 1

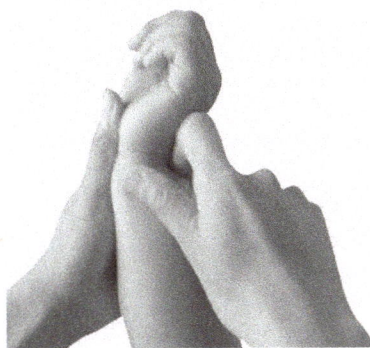
图 1-37 退六腑 2

(5) 清大肠：患儿抱坐位或仰卧位，术者站在患儿的侧方，一手扶住患儿的前臂，另一手以拇指罗纹面在患儿示指桡侧缘，自虎口向示指尖直推 100 次。(图 1-38)

(6) 揉板门：患儿仰卧位，术者站在患儿的侧方，一手扶住患儿的前臂，另一手以拇指罗纹面按揉患儿手掌大鱼际处为"揉板门"，反复操作约 300 次。(图 1-39)

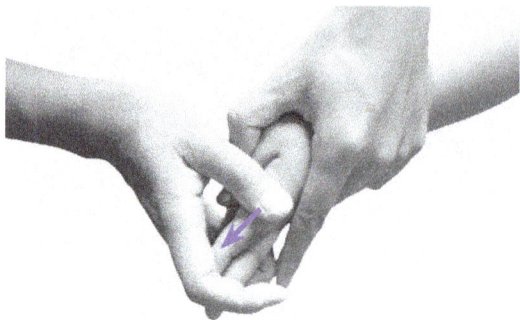

图 1-38　清大肠

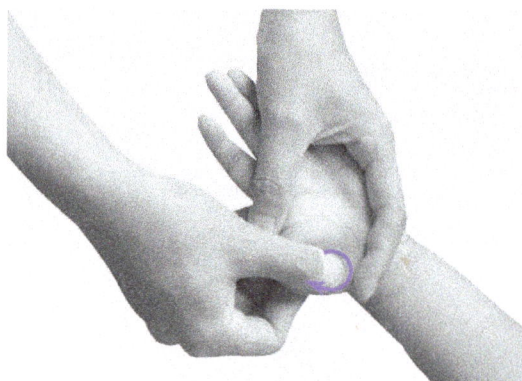

图 1-39　揉板门

(7) 推四横纹：儿童示指、中指、环指、小指掌侧第一指间关节横纹处称为四横纹。操作此法时患儿仰卧位，术者站在患儿的侧方，一手握住患儿的手掌，使其四指伸直并拢，掌心向上，另一手四指并拢从患儿示指横纹处推向小指横纹处为"推四横纹"，操作 100 次。(图 1-40,图 1-41,图 1-42)

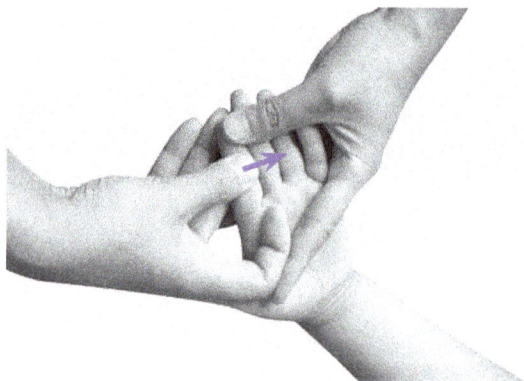

图 1-40　推四横纹 1

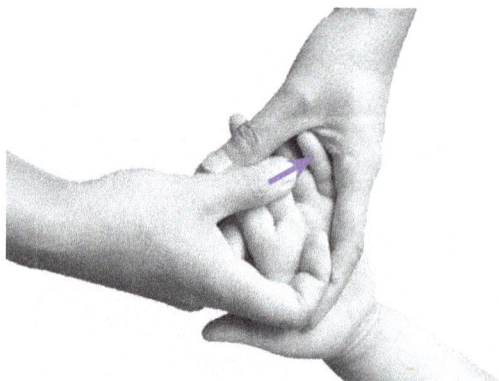

图 1-41　推四横纹 2

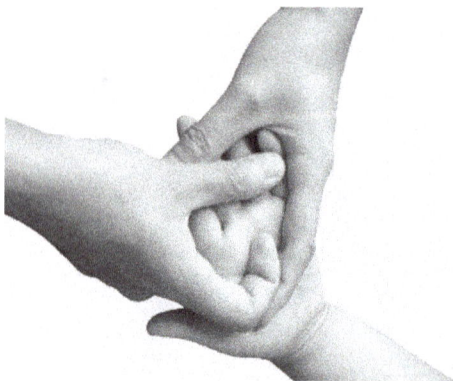

图 1-42　推四横纹 3

2.虚寒呕吐治疗手法

（1）揉外劳宫：患儿仰卧位，术者站在患儿的侧方，一手扶住患儿的前臂，另一手以拇指端在患儿外劳宫穴上环旋揉动300次。此法对于风寒感冒效果亦较好。（图1-43）

（2）补脾经：患儿仰卧位，术者站在患儿的侧方，一手扶住患儿的前臂，另一手以拇指罗纹面在患儿拇指末节罗纹面上做顺时针方向的旋转推动，也可以将患儿拇指屈曲，术者以拇指罗纹面循患儿拇指桡侧边缘向掌根方向直推，统称"补脾经"，反复操作100次。（图1-44，图1-45）

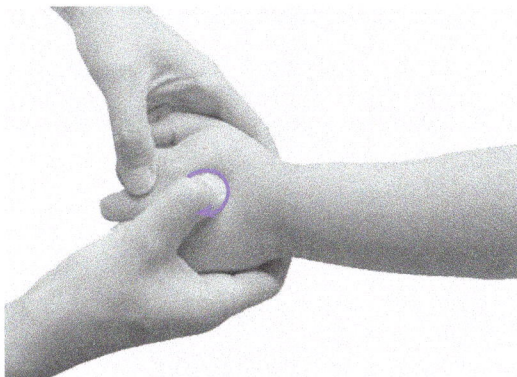

图1-43 揉外劳宫

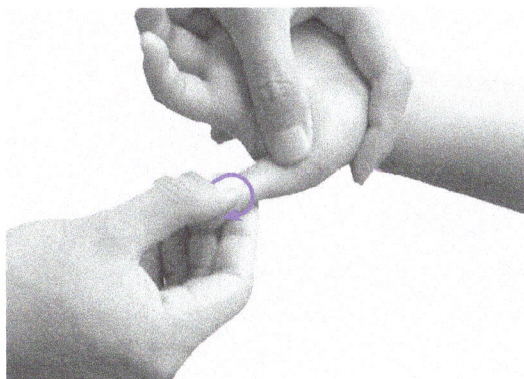

图1-44 补脾经1

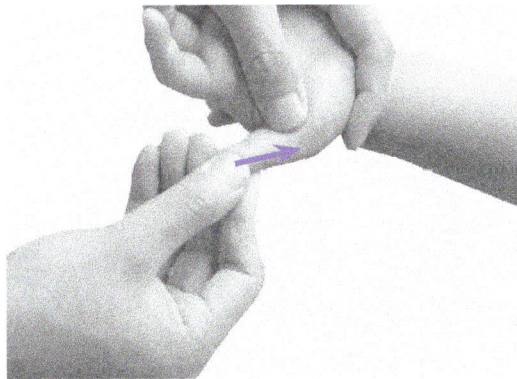

图1-45 补脾经2

（3）清胃经：患儿仰卧位，术者站在患儿的侧方，一手扶住患儿的前臂，另一手以拇指罗纹面在患儿拇指掌侧第一节向指根方向直推，称为"清胃经"，反复操作300次。（图1-46）

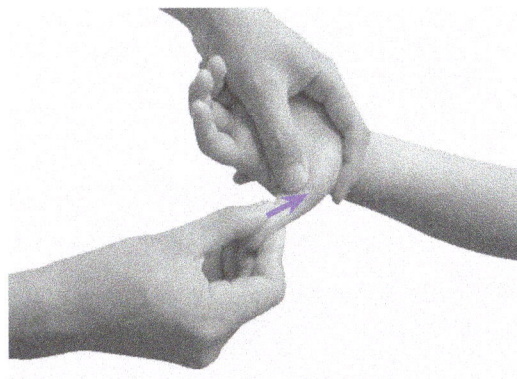

图1-46 清胃经

（4）揉一窝风：腹痛患儿，侧将示指放在中指上，按揉小儿手背侧手腕横纹正中的穴位，即一窝风，100～300次。（图1-47）

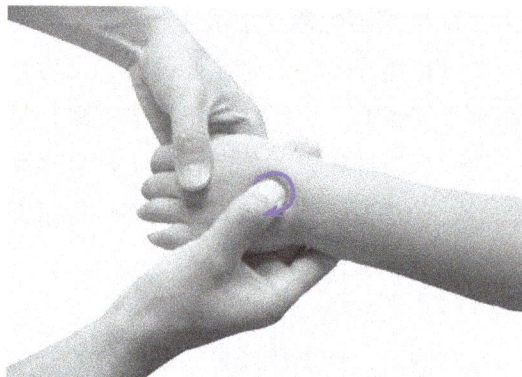

图1-47 揉一窝风

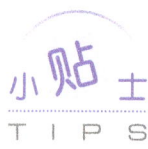

小贴士 TIPS

饮食定时定量，不可暴饮暴食，忌食生冷、油腻、辛辣之品；呕吐时，为防止呕吐物进入气管，应令患儿侧卧；呕吐频繁，引起脱水时，应去医院就诊。

第四节　小儿腹泻

小儿腹泻也称小儿泄泻，是小儿常见的一种病症，以大便次数增多、粪便稀薄或如水样为主症。泄泻乃小儿最常见的疾病之一，尤以3岁以下的婴幼儿更多见，四季均可发生，夏秋多见。外感、内伤均可引起泄泻。久泻迁延不愈者，易转为疳证或慢惊风。

☺ 临床表现

（1）本病常有乳食不节、饮食不洁或外感史，继而出现大便次数增多，每日3～5次或多达数十次以上，色淡黄，或如蛋花汤样或色褐而臭，或夹有不消化的乳食，可伴有恶心、呕吐、腹痛、发热、口渴等症。

（2）腹泻及呕吐较严重者，可见小便短少，体温升高，烦渴神萎，皮肤干瘪，囟门凹陷，目眶下陷，啼哭无泪，口唇樱红，呼吸深长，腹胀等症状。

（3）重症腹泻有脱水、酸碱平衡失调及电解质紊乱。

☺ **按摩治疗小窍诀**

(1) 补脾经：患儿仰卧位，术者站在患儿的侧方，一手扶住患儿的前臂，另一手以拇指罗纹面在患儿拇指末节罗纹面上做顺时针方向的旋转推动，也可以将患儿拇指屈曲，术者以拇指罗纹面循患儿拇指桡侧边缘向掌根方向直推，统称"补脾经"，反复操作100次。（图1-48，图1-49）

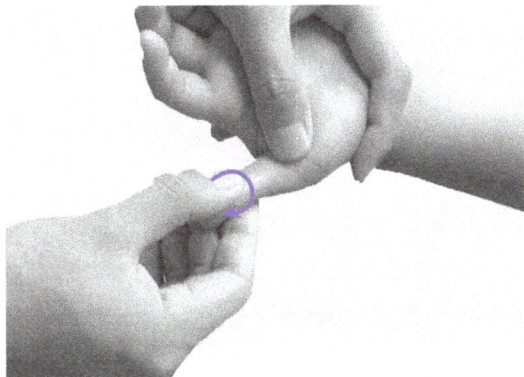
图1-48 补脾经1

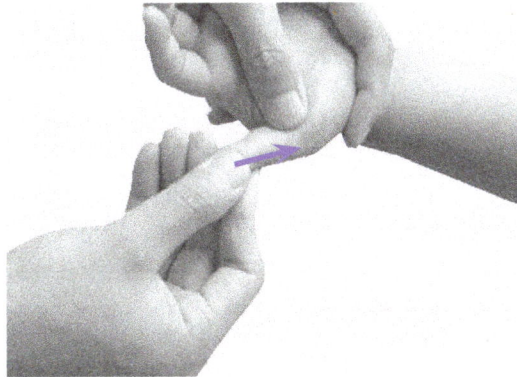
图1-49 补脾经2

(2) 推大肠：患儿仰卧位，术者站在患儿侧方，一手扶住患儿的前臂，另一手以拇指罗纹面在患儿示指桡侧缘，自指尖到虎口成一直线进行直推。从示指尖直推向虎口为补，称"补大肠"（图1-50）；自虎口直推向示指尖为清，称"清大肠"（图1-51），两者统称"推大肠"。若患儿泄泻因伤于饮食，可用清大肠手法；若是因为脾胃虚弱可用补大肠手法。反复推200次。

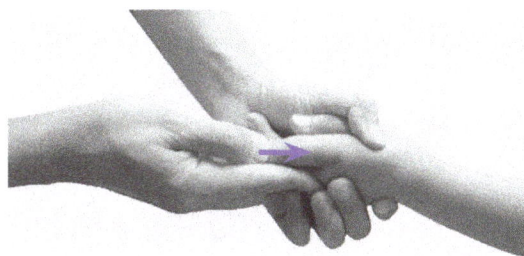
图1-50 补大肠1

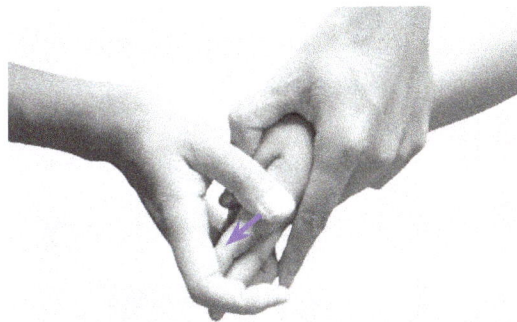
图1-51 清大肠2

（3）推三关：患儿仰卧位，术者站在患儿的侧方，一手扶住患儿的前臂，另一手以拇指桡侧面或示中指指面沿着患儿前臂桡侧，从患儿的腕部向肘部直推，称为"推三关"，反复操作200次。在推动的过程中，要注意指面要紧贴患儿的皮肤，压力要适中。（图1-52，图1-53，图1-54）

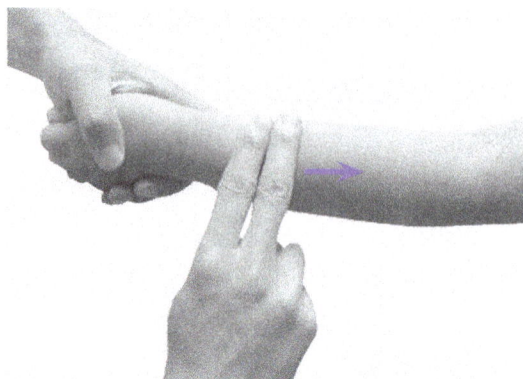

图1-52　推三关1

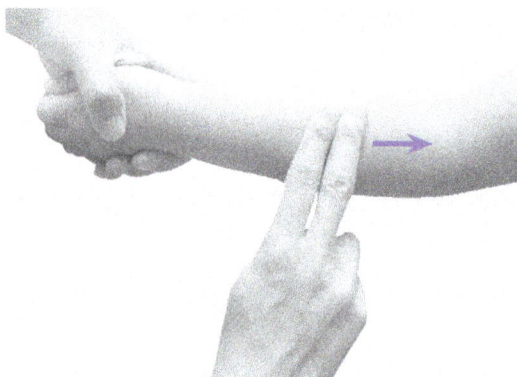

图1-53　推三关2

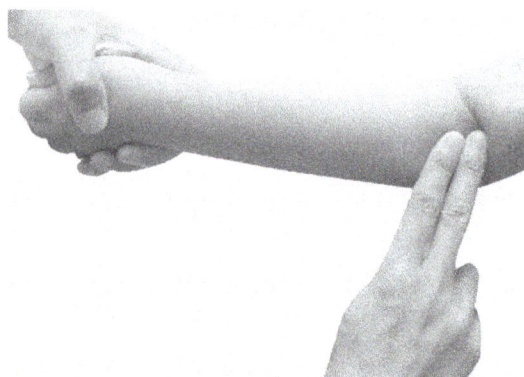

图1-54　推三关3

（4）揉中脘：患儿仰卧位，术者站在患儿的侧方，将手掌轻放于患儿中脘穴，沉肩垂肘，以前臂带动腕，顺时针、逆时针间隔反复操作，各100下。用力宜轻不宜重，速度宜缓不宜急，随患儿呼吸节律按揉。（图1-55）

（5）摩腹：患儿仰卧位，术者站在患儿的侧方，将手掌轻放于患儿腹部，沉肩垂肘，以前臂带动腕，按照左上腹、右上腹、右下腹、左下腹的顺序做环形而有节律的抚摩约5分钟。用力宜轻不宜重，速度宜缓不宜急。在摩腹之前可以在患儿腹部涂上适量滑石粉，以免摩腹过程中损伤患儿皮肤。（图1-56，图1-57，图1-58）

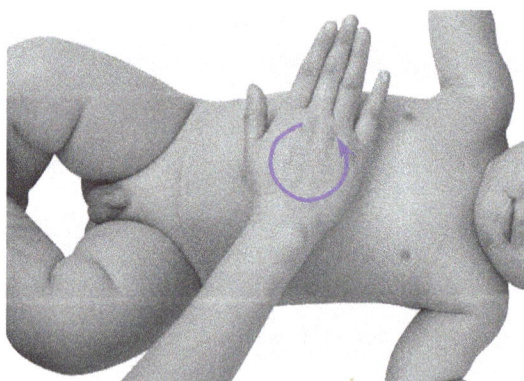

图1-55　揉中脘

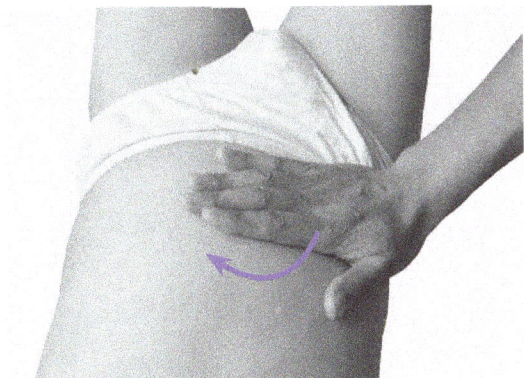

图 1-56 摩腹 1

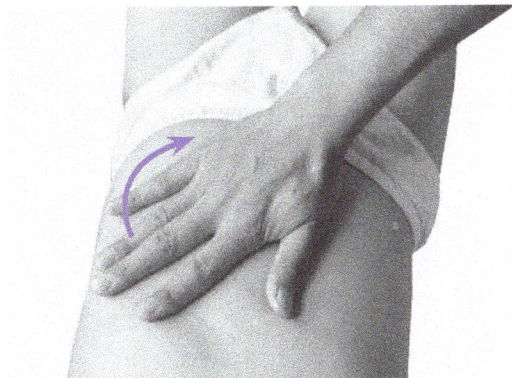

图 1-57 摩腹 2

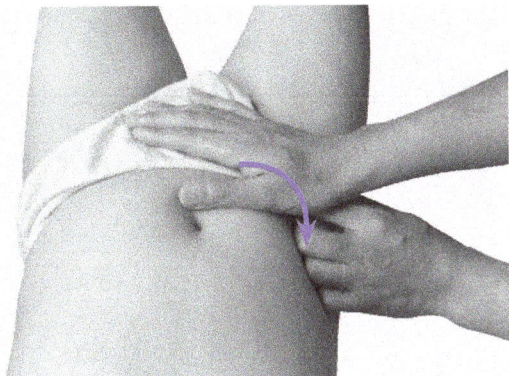

图 1-58 摩腹 3

（6）推上七节骨：患儿俯卧位，术者站在患儿的侧方，以双手拇指桡侧缘从患儿尾椎自下而上直推到第四腰椎处为"推上七节骨"，操作 50 次。注意要紧贴患儿腰部皮肤，压力适中，动作要连续，速度要均匀且要沿直线往返操作，不可歪斜。（图 1-59，图 1-60）

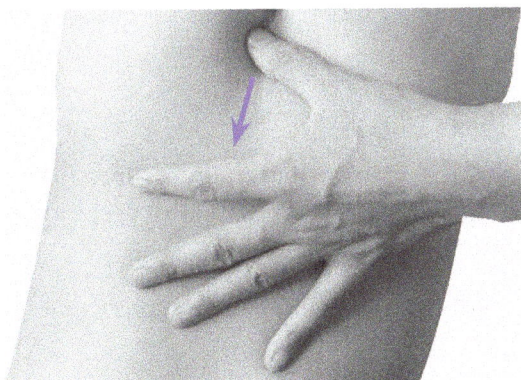

图 1-59 推上七节骨 1

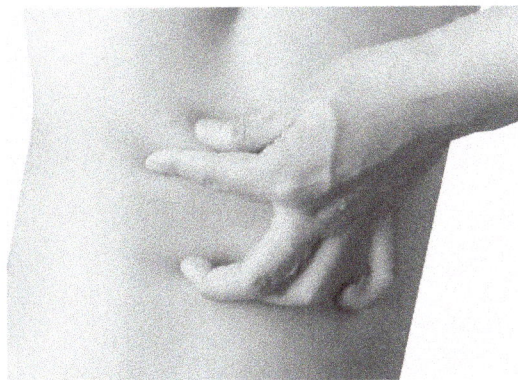

图 1-60 推上七节骨 2

（7）捏脊：患儿俯卧位，术者双手示指抵于背脊之上，再以两手拇指伸向示指前方，合力挟住肌肉，捏起，采用示指向前拇指后退之翻卷动作，二手交替向前移动。自长强穴起一直捏到大椎穴为 1 次。如此反复操作 5～6 次。注意要直线捏，所捏皮肤的厚、薄、松、紧应适宜，捏拿速度要适中，动作轻快、柔和，避免肌肤从手指尖滑脱。（图 1-62，图 1-63）

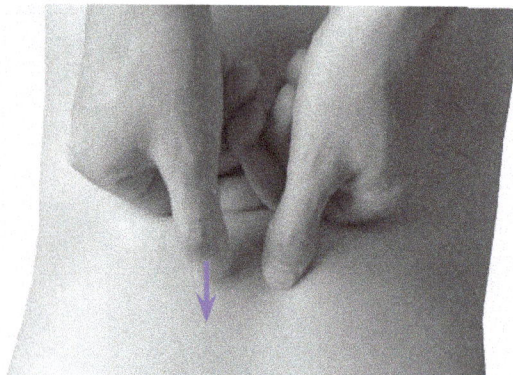

◆·▸ 图1-61　捏脊1 ◂·◆

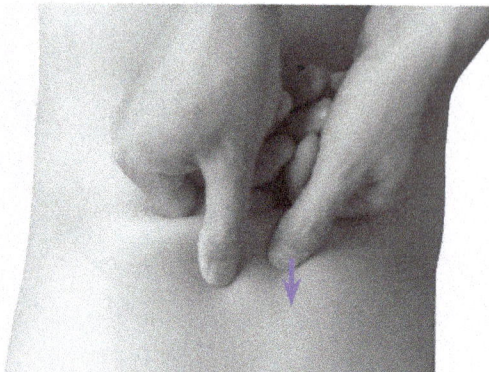

◆·▸ 图1-62　捏脊2 ◂·◆

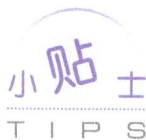
小贴士
TIPS

饮食宜清淡、易消化；注意保暖、避免受凉；腹泻严重者，应禁食6～12小时，好转后再逐渐恢复正常饮食；必要时进行输液等治疗。

第五节　小儿脱肛

脱肛是指小儿肛门部直肠脱出的病症。若不及时治疗，迁延日久，则肛门愈加松弛，脱而不收，较为难治。

☺ 临床表现

（1）大便时肛门直肠脱出。轻者便后自行回纳或按揉后方能回纳，严重者肛门直肠脱出不收。

（2）伴身体消瘦，精神欠佳，神疲乏力，大便干结，便时用力努挣，哭闹不安。

☺ 按摩治疗小窍诀

（1）补脾经：患儿仰卧位，术者站在患儿的侧方，一手扶住患儿的前臂，另一手以拇指罗纹面在患儿拇指末节罗纹面上做顺时针方向的旋转推动，也可以将患儿拇指屈曲，术者以拇指罗纹面循患儿拇指桡侧边缘向掌根方向直推，统称"补脾经"，反复操作100次。（图1-63，图1-64）

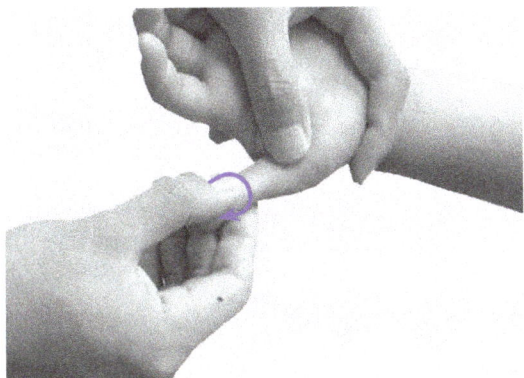

图 1-63 补脾经 1

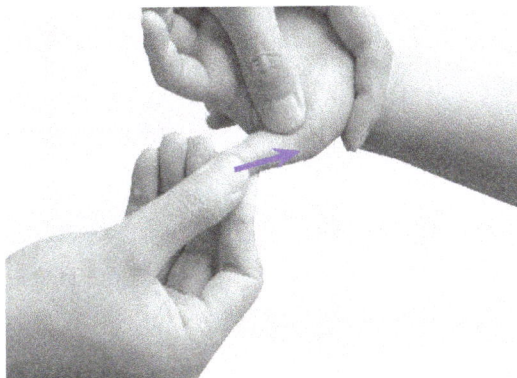

图 1-64 补脾经 2

（2）补大肠：患儿仰卧位，术者站在患儿的侧方，一手扶住患儿的前臂，另一手以拇指罗纹面在患儿示指桡侧缘，自指尖到虎口成一直线进行直推，称"补大肠"，操作 200 次。（图 1-65）

（3）运内八卦：患儿仰卧位，术者站在患儿的侧方，一手扶住患儿的四指，使其掌心向上，另一手以示、中二指夹住患儿拇指，并以拇指端自患儿掌根处顺时针方向做环形推动，称为"运内八卦"，反复操作 100 次。操作时宜轻不宜重，宜缓不宜急，在体表旋绕摩擦推动。（图 1-66，图 1-67，图 1-68）

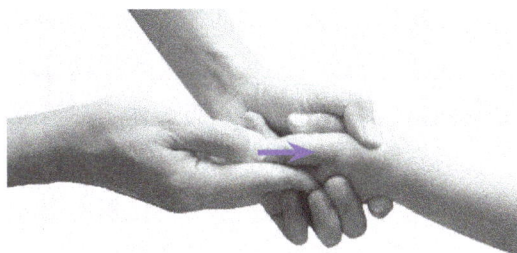

图 1-65 补大肠

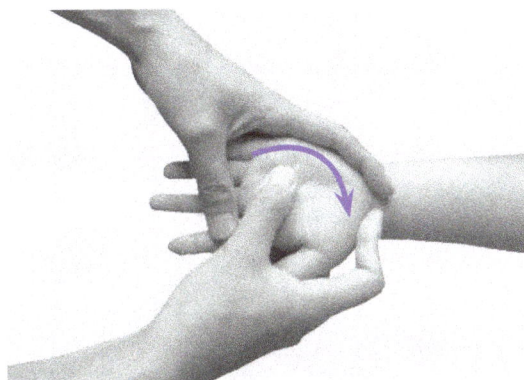

图 1-66 运内八卦 1

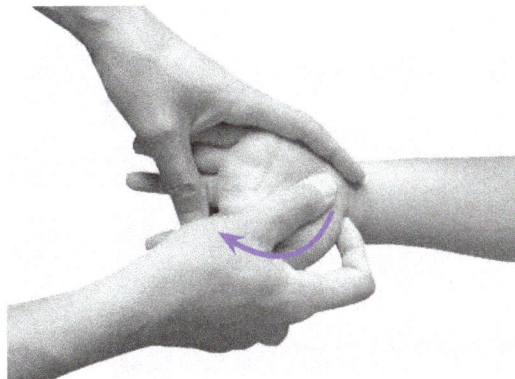

图 1-67 运内八卦 2

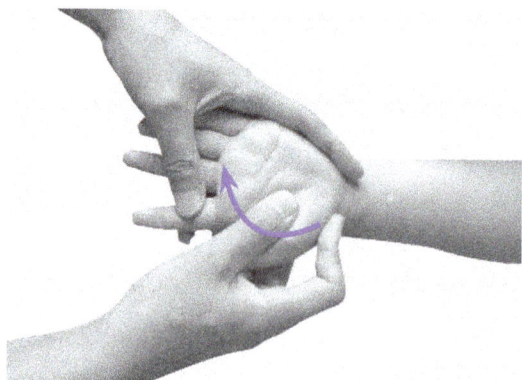

图 1-68　运内八卦 3

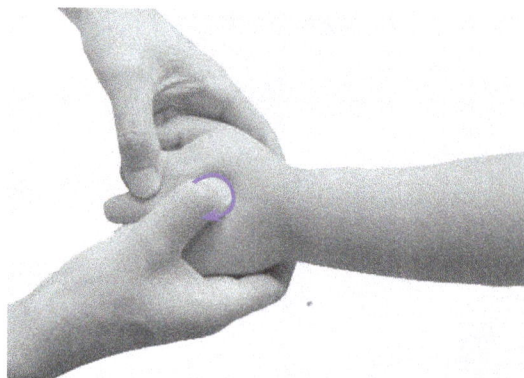

图 1-69　揉外劳宫

（4）揉外劳宫：患儿仰卧位，术者站在患儿的侧方，一手扶住患儿的前臂，另一手以拇指端在患儿外劳宫穴上环旋揉动 300 次。（图 1-69）

（5）摩腹：患儿仰卧位，术者站在患儿的侧方，将手掌轻放于患儿腹部，沉肩垂肘，以前臂带动腕，按照左上腹、右上腹、右下腹、左下腹的顺序做环形而有节律的抚摩约 5 分钟。用力宜轻不宜重，速度宜缓不宜急。在摩腹之前可以在患儿腹部涂上适量滑石粉，以免摩腹过程中损伤患儿皮肤。（图 1-70，图 1-71，图 1-72）

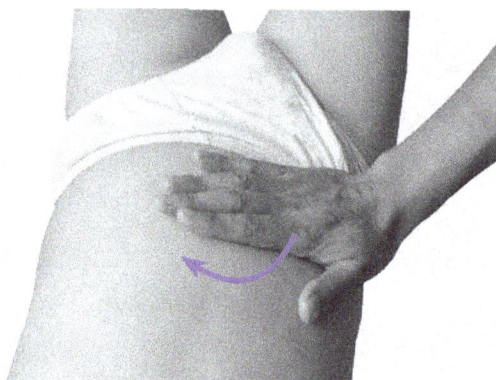

图 1-70　摩腹 1

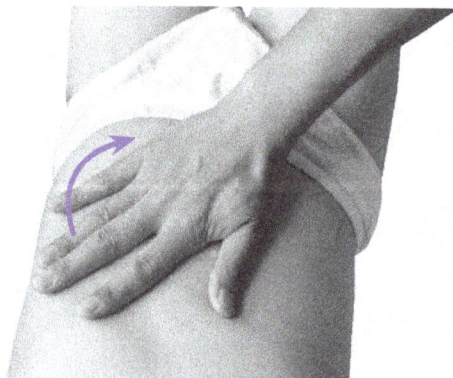

图 1-71　摩腹 2

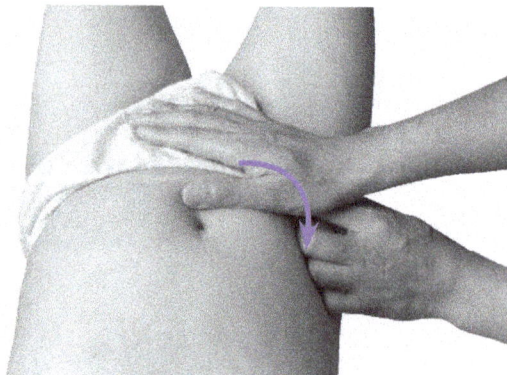

图 1-72　摩腹 3

（6）推下七节骨：患儿俯卧位，术者站在患儿的侧方，以拇指桡侧缘从患儿第四腰椎自上而下直推到尾椎处为"推下七节骨"，操作 100 次。注意要紧贴患儿腰部皮肤，压力适中，动作要连续，速度要均匀且要沿直线往返操作，不可歪斜。（图 1-73，图 1-74）

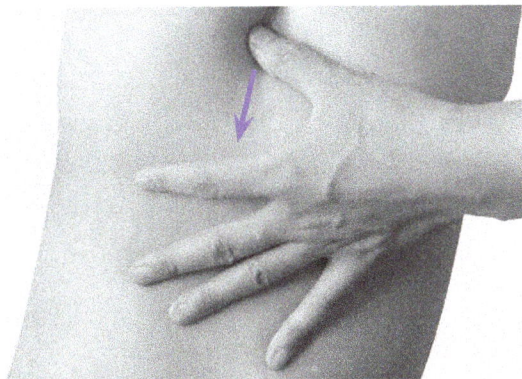 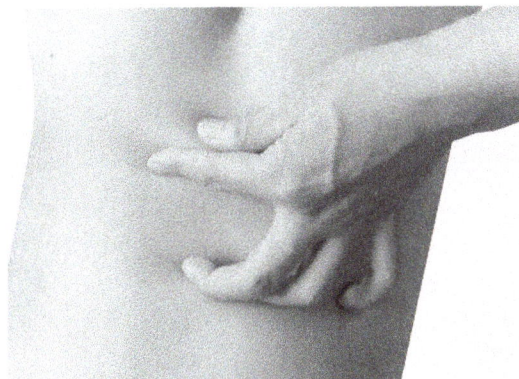

图 1-73　推下七节骨 1　　　　　　　　　　图 1-74　推下七节骨 2

（7）捏脊：患儿俯卧位，术者双手示指抵于背脊之上，再以两手拇指伸向示指前方，合力挟住肌肉，捏起，采用示指向前拇指后退之翻卷动作，二手交替向前移动。自长强穴起一直捏到大椎穴为 1 次。如此反复操作 5 ～ 6 次。注意要直线捏，所捏皮肤的厚、薄、松、紧应适宜，捏拿速度要适中，动作轻快、柔和，避免肌肤从手指尖滑脱。（图 1-75，图 1-76）

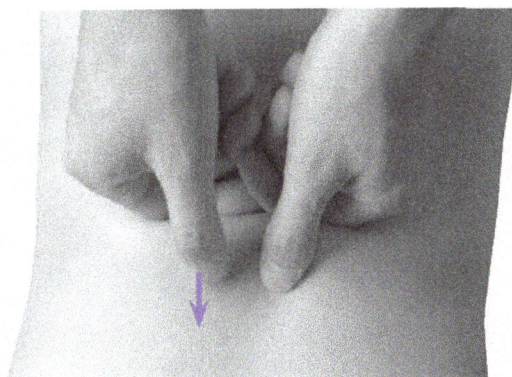 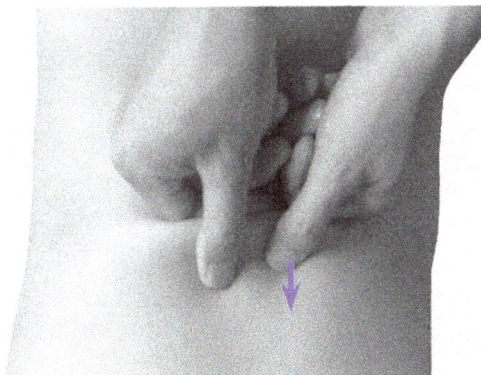

图 1-75　捏脊 1　　　　　　　　　　　图 1-76　捏脊 2

（8）擦八髎：患儿俯卧位，术者站在患儿的侧方，将一手手掌放于患儿骶部八髎穴处，沿着八髎穴走向作往返直线快速擦动 3 分钟。注意手掌要紧贴患儿腰部皮肤，压力适中，速度要均匀且快，要沿直线往返操作，不可歪斜，使产生的热量透达深层组织，即"透热"。（图 1-77，图 1-78，图 1-79，图 1-80）

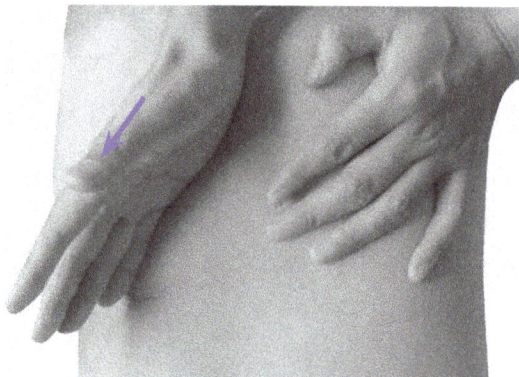

图 1-77　擦八髎 1

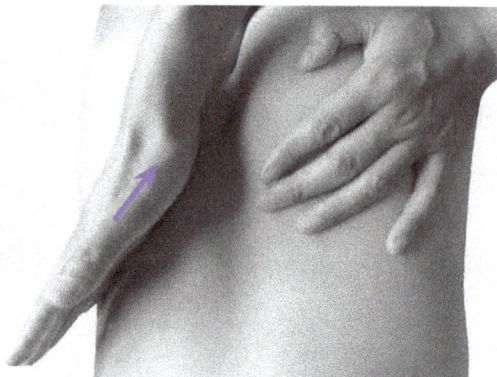

图 1-78　擦八髎 2

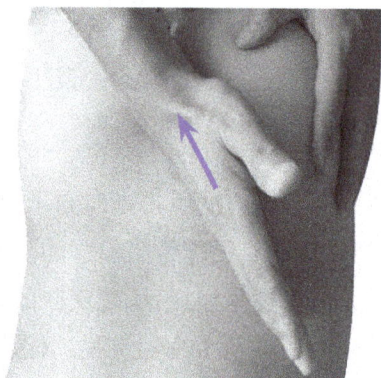

图 1-79　擦八髎 3

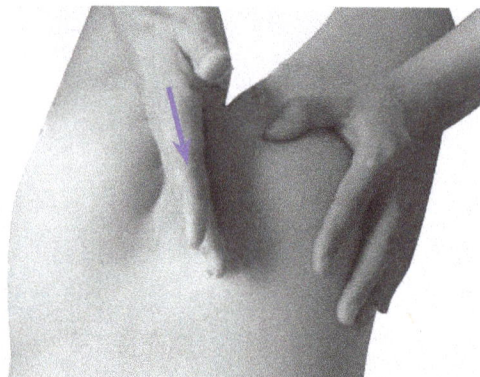

图 1-80　擦八髎 4

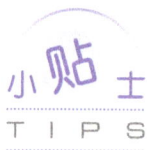

小贴士
TIPS

令小儿多吃含粗纤维较多的蔬菜以保持大便通畅，如韭菜、芹菜等，年幼的小儿可把蔬菜榨成汁；或用肥皂头塞入肛内中通便；解大便时间不宜过久，以免加重脱肛；脱肛为可回纳性的小儿，要用温水清洗肛门部，然后轻揉托入肛门内。

第六节　小儿便秘

小儿便秘，是指小儿大便秘结不通，排便不畅，排便时间延长的一种病症。约有30%的儿童有不同程度的便秘。其原因多种多样，但以功能性便秘为主，器质性少见。

☺ 临床表现

（1）大便秘结不通，两至三日不解，排便时间延长，难于排出。

（2）可伴有腹痛、腹胀、恶心、疲乏无力、食欲减退、烦躁易怒、口舌生疮等症状。

（3）体检时可在腹部摸到粪块及痉挛的肠段。

☺ 按摩治疗小窍诀

（1）补脾经：患儿仰卧位，术者站在患儿的侧方，一手扶住患儿的前臂，另一手以拇指罗纹面在患儿拇指末节罗纹面上做顺时针方向的旋转推动，也可以将患儿拇指屈曲，术者以拇指罗纹面循患儿拇指桡侧边缘向掌根方向直推，统称"补脾经"，反复操作100次。（图1-81，图1-82）

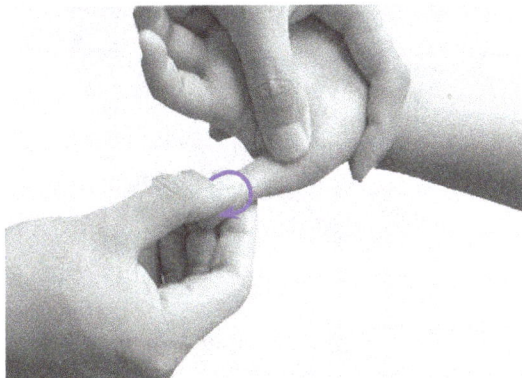

图1-81 补脾经1

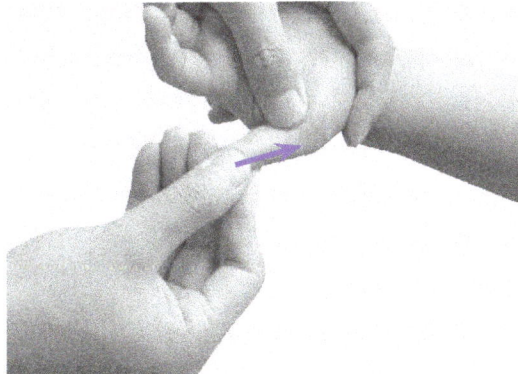

图1-82 补脾经2

（2）拿肚角：患儿仰卧位，术者站在患儿的侧方，以双手拇指、示指、中指三指在肚角穴处拿5～8次。（图1-83）

（3）揉中脘：患儿仰卧位，术者站在患儿的侧方，将手掌轻放于患儿中脘穴，沉肩垂肘，以前臂带动腕，顺时针、逆时针间隔反复操作，各100下。用力宜轻不宜重，速度宜缓不宜急，随患儿呼吸节律按揉。（图1-84）

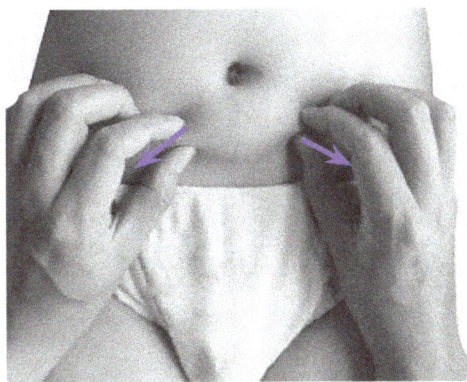

图1-83 拿肚角

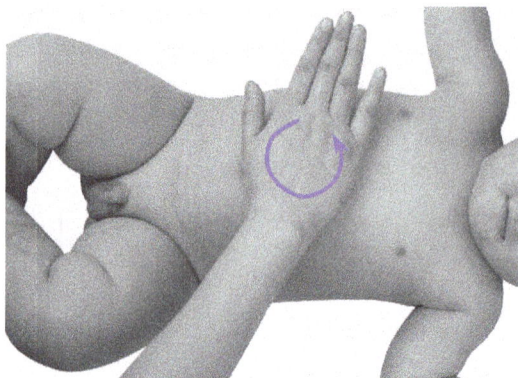

图 1-84　揉中脘

（4）摩腹：患儿仰卧位，术者站在患儿的侧方，将手掌轻放于患儿腹部，沉肩垂肘，以前臂带动腕，按照左上腹、右上腹、右下腹、左下腹的顺序做环形而有节律的抚摩约 5 分钟。用力宜轻不宜重，速度宜缓不宜急。在摩腹之前可以在患儿腹部涂上适量滑石粉，以免摩腹过程中损伤患儿皮肤。（图 1-85，图 1-86，图 1-87）

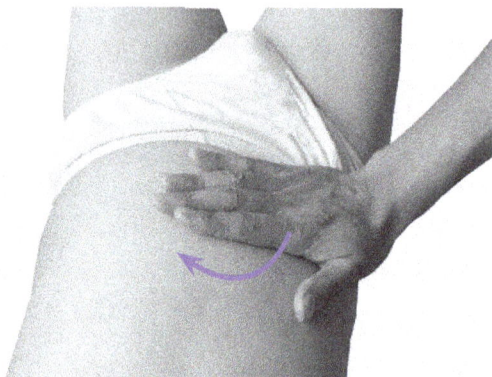

图 1-85　摩腹 1

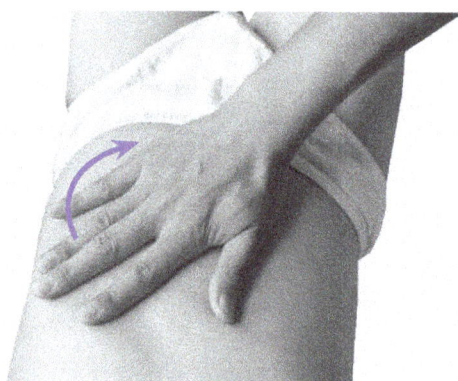

图 1-86　摩腹 2

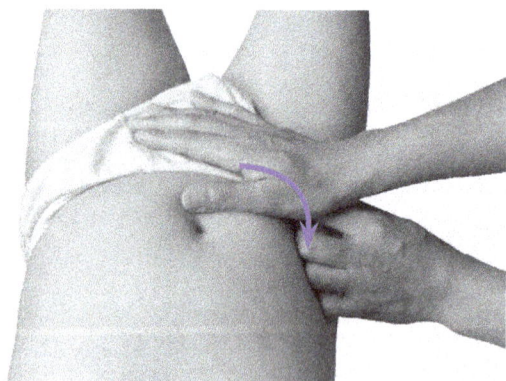

图 1-87　摩腹 3

（5）推下七节骨：患儿俯卧位，术者站在患儿的侧方，以双手拇指桡侧缘从患儿第四腰椎自上而下直推到尾椎处为"推下七节骨"，操作 100 次。注意要紧贴患儿腰部皮肤，压力适中，动作要连续，速度要均匀且要沿直线往返操作，不可歪斜。（图 1-88，图 1-89）

（6）捏脊：患儿俯卧位，术者双手示指抵于背脊之上，再以两手拇指伸向示指前方，合力挟住肌肉，捏起，采用示指向前拇指后退之翻卷动作，二手交替向前移动。自长强穴起一直捏到大椎穴为 1 次。如此反复操作 5～6 次。注意要直线捏，所捏皮肤的厚、薄、松、紧应适宜，捏拿速度要适中，动作轻快、柔和，避免肌肤从手指尖滑脱。（图 1-90，图 1-91）

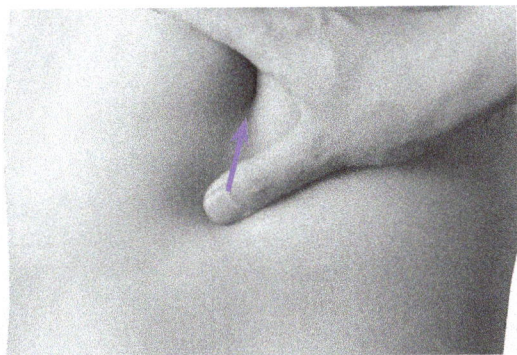

━▷◁ 图 1-88 推下七节骨 1 ▷◁━

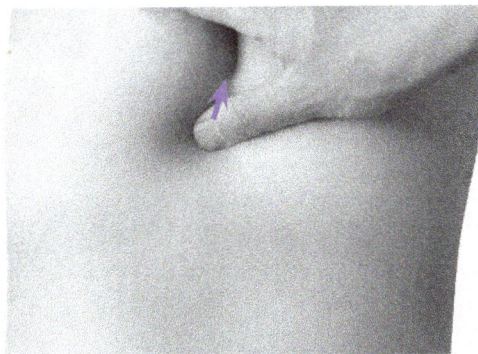

━▷◁ 图 1-89 推下七节骨 2 ▷◁━

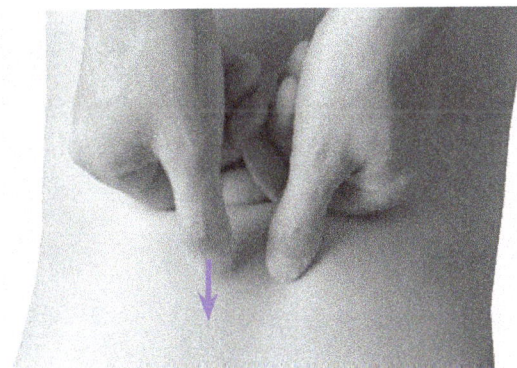

━▷◁ 图 1-90 捏脊 1 ▷◁━

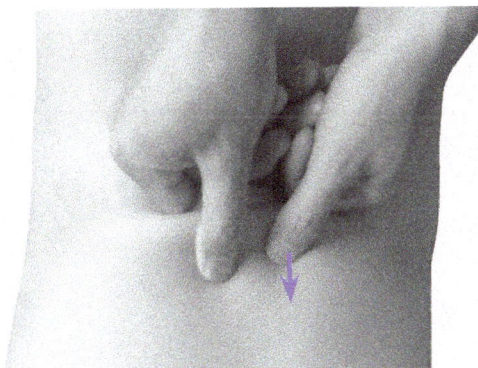

━▷◁ 图 1-91 捏脊 2 ▷◁━

（7）揉足三里：患儿仰卧位，术者站在患儿的侧方，以一手拇指于患儿足三里上，施以点揉法 3 分钟。施术时以拇指指端吸定于足三里穴上，以肢体的近端带动远端作带动深层组织小幅度环旋揉动，压力要均匀，动作要协调有节律。（图 1-92）

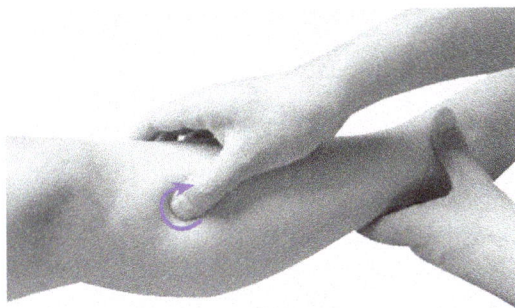

━▷◁ 图 1-92 揉足三里 ▷◁━

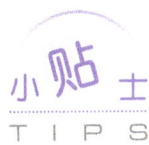

小贴士
TIPS

多吃水果、蔬菜、粗粮，多饮水；养成定时排便的习惯；用桃仁、松子仁、郁李仁各 10 ～ 20 克，熬粥服用。

第二章

呼吸系统疾病

第一节　小儿咳嗽

咳嗽是因外感六淫或内伤脏腑，影响于肺所致有声有痰之证。是小儿的常见症状。咳嗽可见于多种肺部疾患。一般将咳嗽分为外感、内伤两种类型。小儿咳嗽以外感咳嗽多见。

当小儿咳嗽时，若小儿精神好，能玩耍并正常吃东西，不哭闹，不发热，则家长可不必过于担心，可施以推拿法治疗。如小儿除咳嗽外，尚伴精神差，发热，烦躁不安，哭闹不停等，则最好请医生作出诊断，并进行适当处理后再用推拿进行辅助治疗。

☺ 临床表现

（1）突然发病或逐渐加重，发病时不能控制，伴喉痒、流涕、头痛、食欲变差等症状。

（2）常发生在冬春气候多变之时。

（3）胸部 X 线检查可见肺纹理增粗。

☺ 按摩治疗小窍诀

1. 基本手法

（1）清肺经：患儿仰卧位，术者站在患儿的侧方，一手扶住患儿的前臂，另一手以拇指罗纹面从患儿环指末节罗纹面向其指根方向直推，称为"清肺经"，反复操作 100 次。注意做推法时力量要均匀，着力部位要紧贴患儿皮肤沿直线推。（图 2-1）

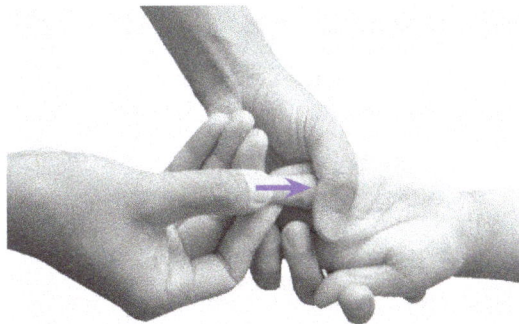

图 2-1　清肺经

（2）揉天突：患儿仰卧位，术者站在患儿的侧方，以中指指端着力，按揉天突穴约 30 ~ 50 次，用力以患儿能耐受为度。（图 2-2）

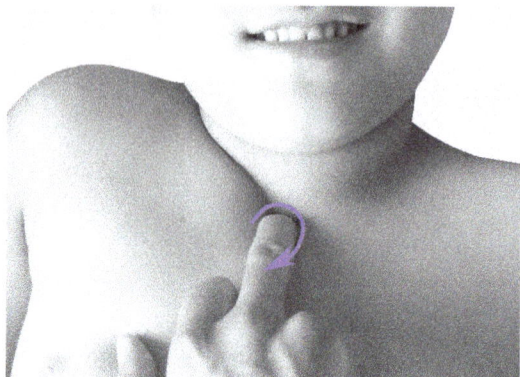

图 2-2 揉天突

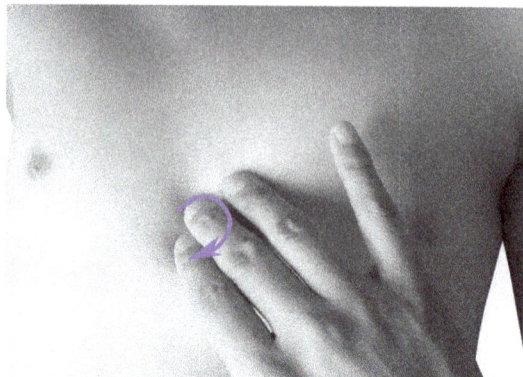

图 2-3 揉膻中

（3）揉膻中：患儿仰卧位，术者站在患儿的侧方，以一手示指中指指端按于患儿两乳头连线中点处，即膻中穴，以指端为着力点作环旋揉动，揉 300 次。（图 2-3）

（4）开胸法：患儿仰卧位，术者站在患儿的侧方，用双手拇指及大鱼际着力，自胸骨下端沿肋间隙向两侧分推，同时由上向下沿胸骨中线移动，反复 5 ~ 8 遍。（图 2-4，图 2-5）

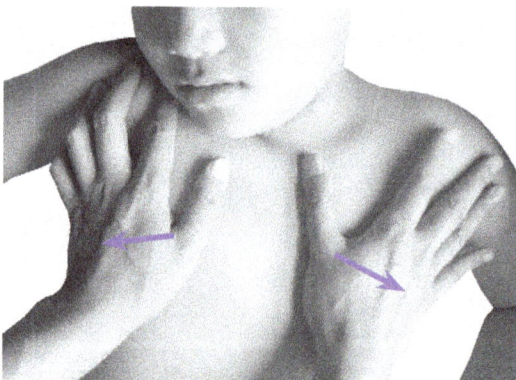

图 2-4 开胸法 1

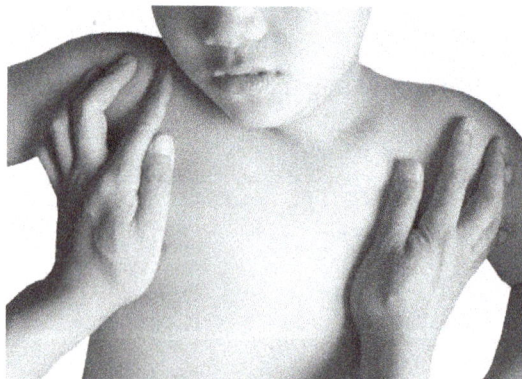

图 2-5 开胸法 2

（5）揉肺俞：患儿俯卧位，术者站在患儿的侧方，以一手示、中指端分别置于患儿两侧肺俞穴上环旋揉动约 2 ~ 3 分钟。（图 2-6）

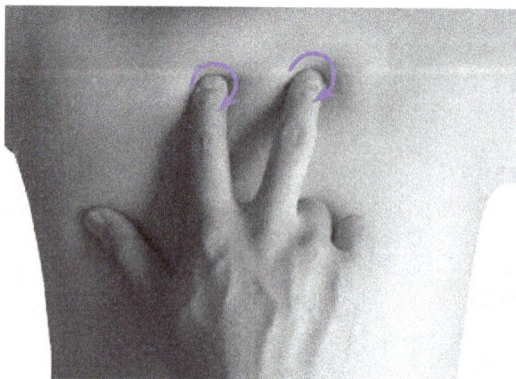

图 2-6 揉肺俞

（5）运内八卦：患儿仰卧位，术者站在患儿的侧方，一手扶住患儿的四指，使其掌心向上，另一手以示、中二指夹住患儿拇指，并以拇指端自患儿掌根处顺时针方向做环形推动，称为"运内八卦"，反复操作100次。操作时宜轻不宜重，宜缓不宜急，在体表旋绕摩擦推动。（图2-7，图2-8，图2-9）

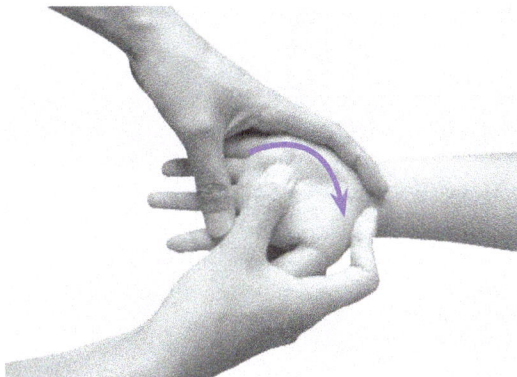

图2-7 运内八卦1

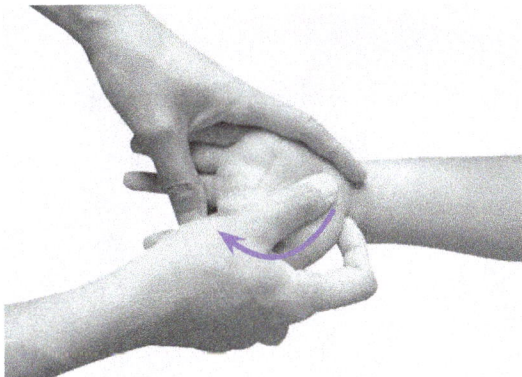

图2-8 运内八卦2

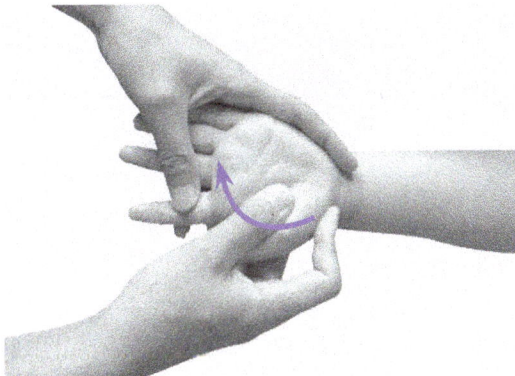

图2-9 运内八卦3

2. 外感咳嗽配伍手法

（1）掐合谷：患儿抱坐位或仰卧位，术者站在患儿的侧方，一手扶住患儿的前臂，另一手以拇指指甲掐揉患儿合谷穴，注意指甲不可掐破患儿皮肤。（图2-10）

（2）揉一窝风：患儿仰卧位，术者站在患儿的侧方，一手托住患儿的前臂，使其掌心向下，另一手以拇指罗纹面按揉患儿一窝风，操作300次。注意用力均匀，力度适中，以患儿可以忍受为度。（图2-11）

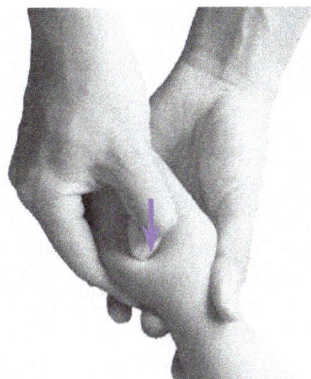

图2-10 掐合谷

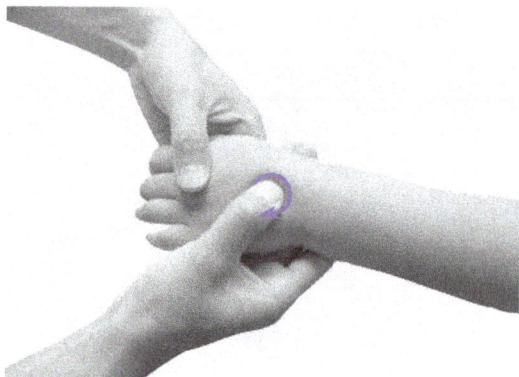

图 2-11 揉一窝风

（3）开天门：患儿仰卧位，术者坐于患儿头前，用两手拇指指腹着力于前额，自印堂（眉心）至神庭做抹法，称为"开天门"，连续做 30～50 次。施术时以拇指的近端带动远端，做上下的单方向移动，其余四指置于头的两侧相对固定。（图 2-12，图 2-13）

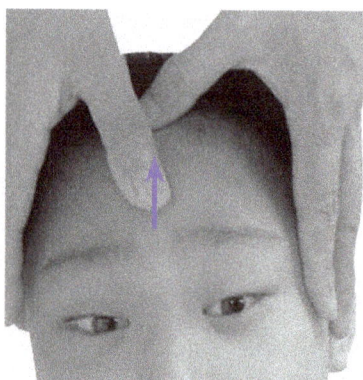

图 2-12 开天门 1

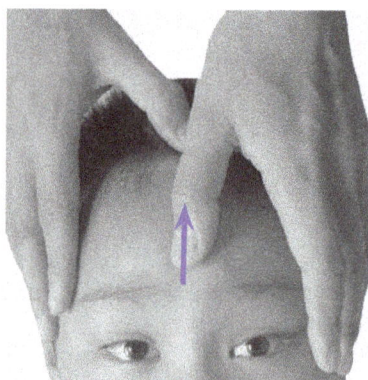

图 2-13 开天门 2

（4）推坎宫：患儿仰卧位，术者坐于患儿头前，用两手拇指的桡侧面着力于前额，自眉心向眉梢做分推，称为"推坎宫"，连续做 30～50 次。做此法的时候要注意压力适中，做到轻而不浮，重而不滞，方向要正确。（图 2-14，图 2-15）

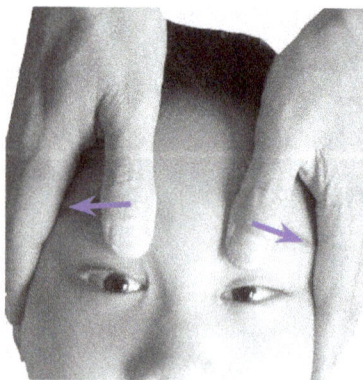

图 2-14 推坎宫 1

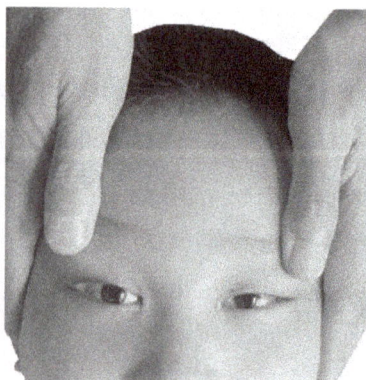

图 2-15 推坎宫 2

（5）拿揉风池：患儿坐位，术者站在患儿的后方，一手扶住患儿前额，另一手以拇、示二指罗纹面相对用力拿揉患儿风池穴，反复操作2分钟。注意本法操作时不可过度用力，以免引起小儿不适。（图2-16）

（6）揉太阳：患儿仰卧位，术者坐于患儿头前，将两拇指罗纹面紧贴于患儿头部两侧太阳穴处做环旋揉动，其余四指轻扶于患儿脑后，称为"揉太阳"，反复揉2分钟。揉动时压力要均匀，动作要协调有节律。（图2-17）

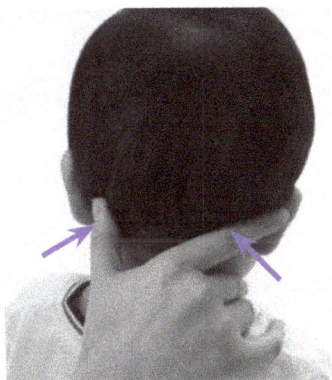
图2-16 拿揉风池

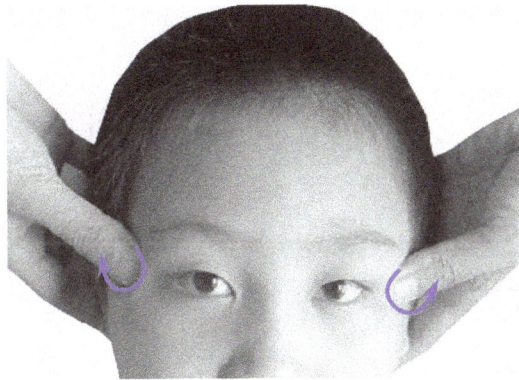
图2-17 揉太阳

（7）退六腑：患儿仰卧位，术者站在患儿的侧方，一手扶住患儿的前臂，另一手以拇指或示、中指指面沿着患儿前臂尺侧，从患儿的肘部向腕部直推，称为"退六腑"，反复操作300次。在推动的过程中，要注意指面要紧贴患儿的皮肤，压力要适中。（图2-18，图2-19）

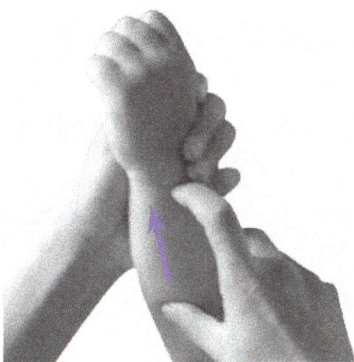
2-18 退六腑1

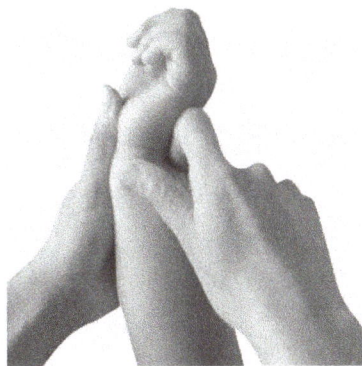
图2-19 退六腑2

3．内伤咳嗽配伍手法

（1）补脾经：患儿仰卧位，术者站在患儿的侧方，一手扶住患儿的前臂，另一手以拇指罗纹面在患儿拇指末节罗纹面上做顺时针方向的旋转推动，也可以将患儿拇指屈曲，术者以拇指罗纹面循患儿拇指桡侧边缘向掌根方向直推，统称"补脾经"，反复操作100次。（图2-20，图2-21）

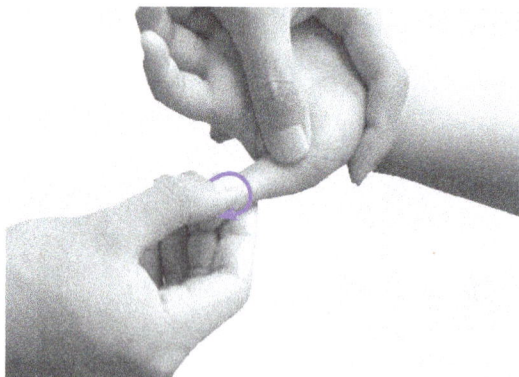

图 2-20　补脾经 1

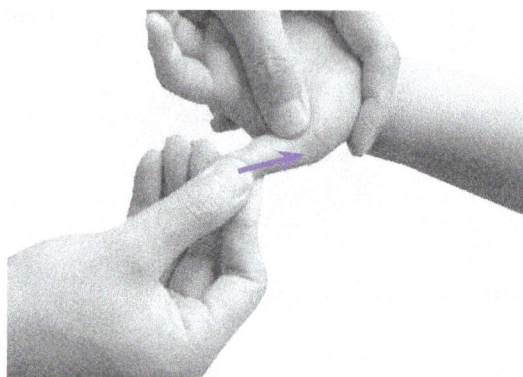

图 2-21　补脾经 2

（2）推肾经：患儿仰卧位，术者站在患儿的侧方，一手扶住患儿的前臂，另一手以拇指罗纹面从患儿小指指尖向其指根方向直推，称为"推肾经"，反复操作300次。注意推时力量要均匀，着力部位要紧贴患儿皮肤，沿直线推。（图2-22）

（4）揉足三里：患儿仰卧位，术者站在患儿的侧方，以一手拇指于患儿足三里上，施以点揉法3分钟。施术时以拇指指端吸定于足三里穴上，以肢体的近端带动远端作带动深层组织小幅度环旋揉动，压力要均匀，动作要协调有节律。（图2-23）

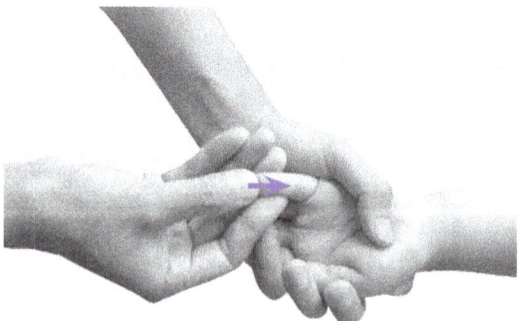

图 2-22　推肾经

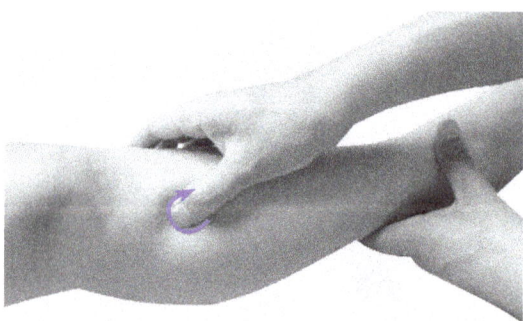

图 2-23　揉足三里

（5）捏脊：患儿俯卧位，术者双手示指抵于背脊之上，再以两手拇指伸向示指前方，合力挟住肌肉，捏起，采用示指向前拇指后退之翻卷动作，二手交替向前移动。自长强穴起一直捏到大椎穴为 1 次。如此反复操作 5 ～ 6 次。注意要直线捏，所捏皮肤的厚、薄、松、紧应适宜，捏拿速度要适中，动作轻快、柔和，避免肌肤从手指尖滑脱。（图 2-24，图 2-25）

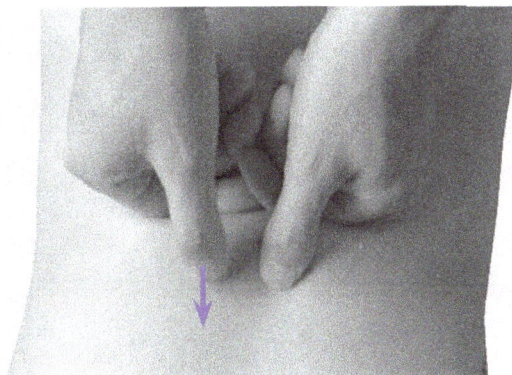

图 2-24　捏脊 1

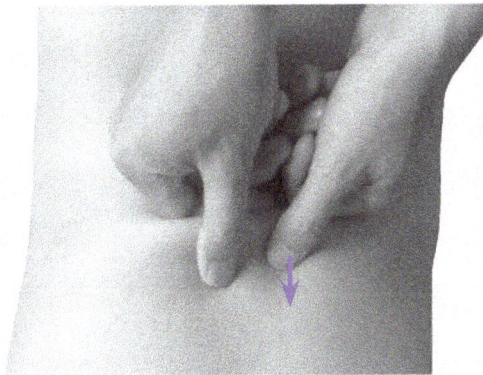

图 2-25　捏脊 2

（6）揉涌泉：患儿仰卧位，术者站在患儿的侧方，一手托住患儿足跟，另一手以拇指罗纹面揉患儿涌泉穴 50 ～ 100 次。（图 2-26）

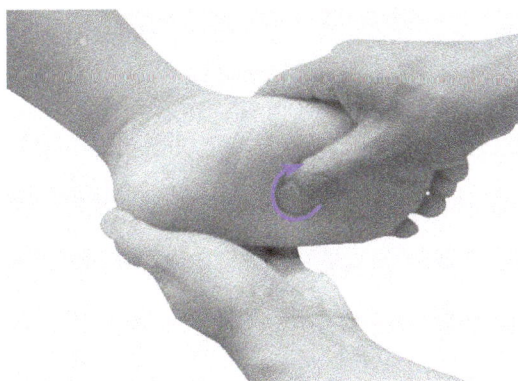

图 2-26　揉涌泉

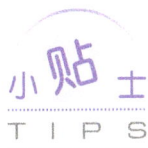
小贴士
TIPS

咳嗽的原因很多，应查出具体病因，对症用药，不能随便使用止咳药，以免妨碍痰液排出；少食辛辣香燥、煎炸、油腻荤腥和过咸、过酸食品；加强锻炼，多晒太阳，强健体魄；多吃一些含维生素 C 的果蔬，例如柑橘、香菇等，增强免疫力。

第二节　小儿哮喘

哮喘是小儿常见的呼吸道疾病。以发作性喉间哮鸣气促，呼气延长为特征，严重者不能平卧。本病四季皆有，好发于春秋两季。各个年龄都可发生，婴幼儿及学龄前期最为常见。

☺ 临床表现

（1）常突然发病，发作之前多有喷嚏、咳嗽等先兆症状。发作时不能平卧，烦躁不安，气急，气喘。

（2）有诱发因素，如气候转变，受凉受热或接触某些过敏物质。

（3）可有婴儿期湿疹史或家族哮喘史。

☺ 按摩治疗小窍诀

（1）清肺经：患儿仰卧位，术者站在患儿的侧方，一手扶住患儿的前臂，另一手以拇指罗纹面从患儿环指末节罗纹面向其指根方向直推，称为"清肺经"，反复操作 100 次。注意做推法时力量要均匀，着力部位要紧贴患儿皮肤沿直线推。（图2-27）

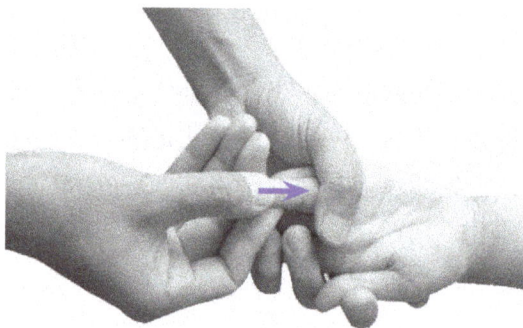

图 2-27　清肺经

（2）补脾经：患儿仰卧位，术者站在患儿的侧方，一手扶住患儿的前臂，另一手以拇指罗纹面在患儿拇指末节罗纹面上做顺时针方向的旋转推动，也可以将患儿拇指屈曲，术者以拇指罗纹面循患儿拇指桡侧边缘向掌根方向直推，统称"补脾经"，反复操作 100 次。（图2-28，图2-29）

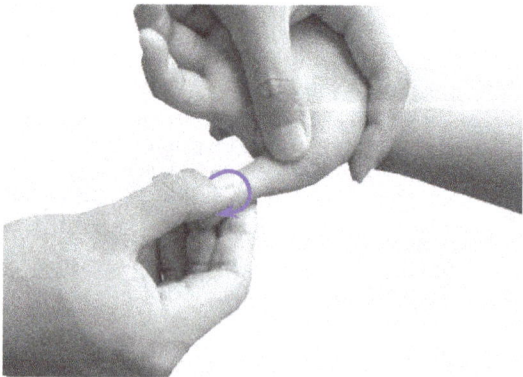

图 2-28　补脾经 1

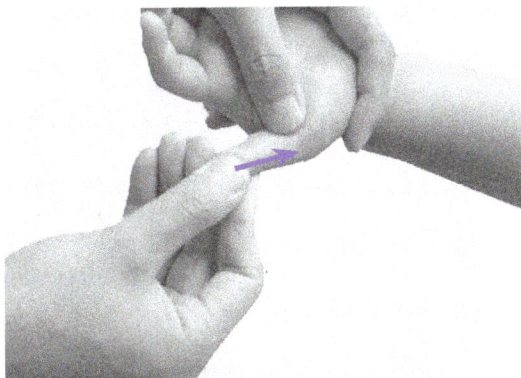

图 2-29 补脾经 2

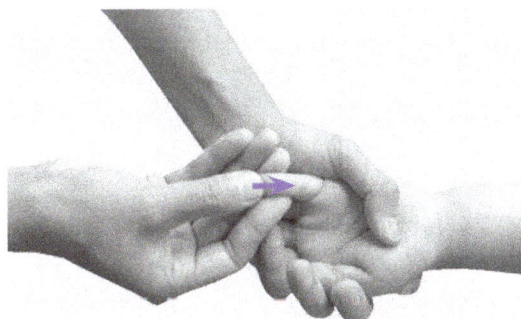

图 2-30 推肾经

（3）推肾经：患儿仰卧位，术者站在患儿的侧方，一手扶住患儿的前臂，另一手以拇指罗纹面从患儿小指指尖向其指根方向直推，称为"推肾经"，反复操作300次。注意推时力量要均匀，着力部位要紧贴患儿皮肤，沿直线推。（图 2-30）

（4）揉天突：患儿仰卧位，术者站在患儿的侧方，以中指指端着力，按揉天突穴约 30 ~ 50 次，用力以患儿能耐受为度。（图 2-31）

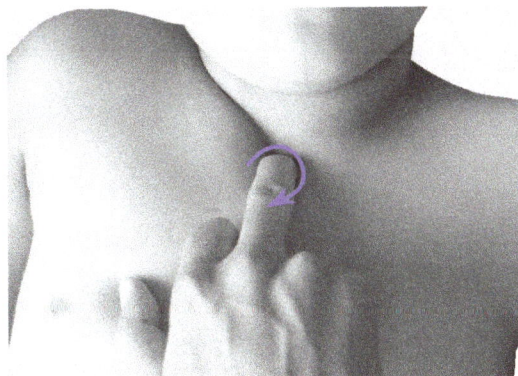

图 2-31 揉天突

（5）揉膻中：患儿仰卧位，术者站在患儿的侧方，以一手示指、中指指端按于患儿两乳头连线中点处，即膻中穴，以指端为着力点作环旋揉动，揉 300 次。（图 2-32）

（6）开胸法：患儿仰卧位，术者站在患儿的侧方，用双手拇指及大鱼际着力，自胸骨下端沿肋间隙向两侧分推，同时由上向下沿胸骨中线移动，反复 5 ~ 8 遍。（图 2-33，图 2-34）

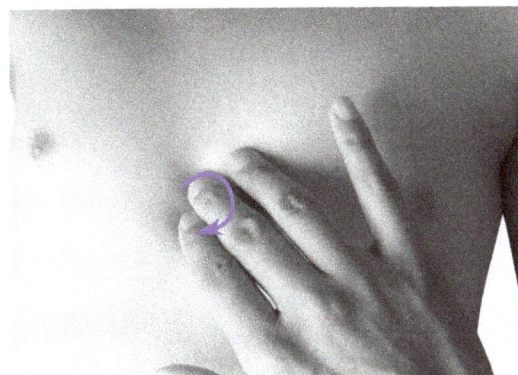

图 2-32 揉膻中

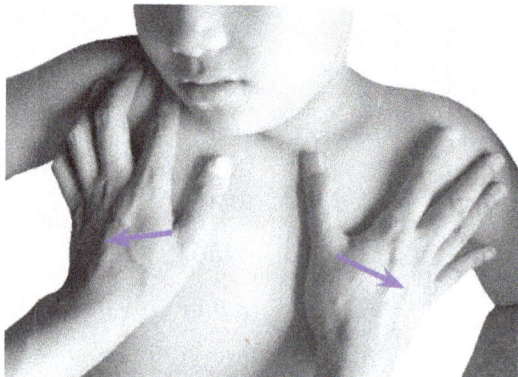

图 2-33　开胸法 1

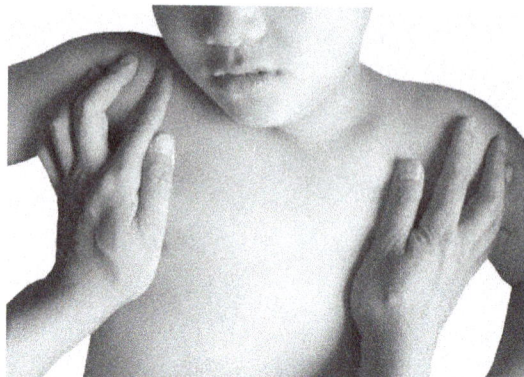

图 2-34　开胸法 2

（7）揉肺俞：患儿俯卧位，术者站在患儿的侧方，以一手示、中指指端分别置于患儿两侧肺俞穴上环旋揉动约 2～3 分钟。（图 2-35）

（8）运内八卦：患儿仰卧位，术者站在患儿的侧方，一手扶住患儿的四指，使其掌心向上，另一手以示、中二指夹住患儿拇指，并以拇指端自患儿掌根处顺时针方向做环形推动，称为"运内八卦"，反复操作 100 次。操作时宜轻不宜重，宜缓不宜急，在体表旋绕摩擦推动。（图 2-36，图 2-37，图 2-38）

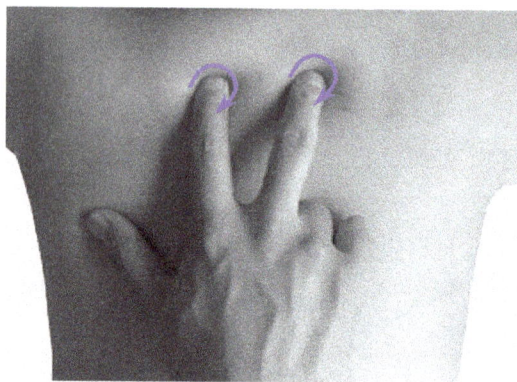

图 2-35　揉肺俞

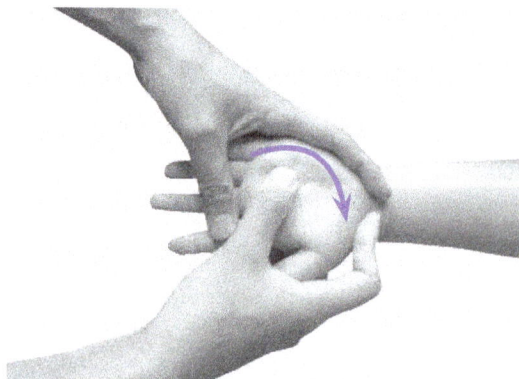

图 2-36　运内八卦 1

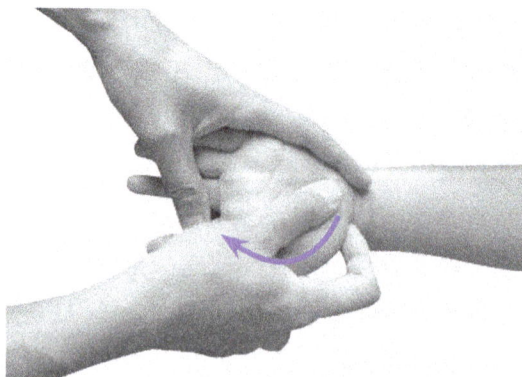

图 2-37　运内八卦 2

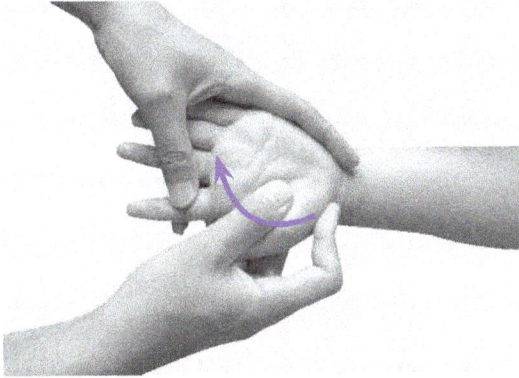

图 2-38 运内八卦 3

小贴士
TIPS

发病时多卧床休息，注意保暖，避免受凉；治疗期间饮食宜清淡、易消化，忌食生冷、油腻、辛辣之品；缓解期应适当增加锻炼，增强体质，增加免疫力。

第三章

骨伤科疾病

第一节　小儿先天性斜颈

小儿先天性斜颈是指小儿先天性的颈部歪斜，表现为出生后头转向一侧，下颌转向对侧。

小儿先天性斜颈分为肌性斜颈和骨性斜颈。肌性斜颈是指由于出生后一侧的胸锁乳突肌挛缩和纤维变性所致的一种畸形，又名先天性胸锁乳突肌挛缩性斜颈，俗称"歪头"。骨性斜颈是由于先天性颈椎发育异常所致，骨性斜颈应去骨科就诊，本文仅介绍肌性斜颈。

☺ 临床表现

（1）在出生后马上或 1 ~ 2 周内，发现患儿头向一侧偏斜，一侧颈部有梭状肿块（部分患儿数日后可自行吸收）。

（2）继续发展可有胸锁乳突肌僵硬、挛缩，突出物为条索状或卵圆状肿块，硬度、大小不一。

（3）严重者可发生脸面、五官，甚至肩背不对称畸形。

☺ 按摩治疗小窍诀

（1）点揉风池：患儿坐位，术者站在患儿的侧方，一手扶住患儿前额部，另一手拇指和示指同时点揉两侧的风池穴，反复操作 2 分钟。施术时动作要和缓，指力要吸定于患儿皮肤，力量要深透达穴位的深层组织，压力均匀，动作要协调有节律。（图 3-1）

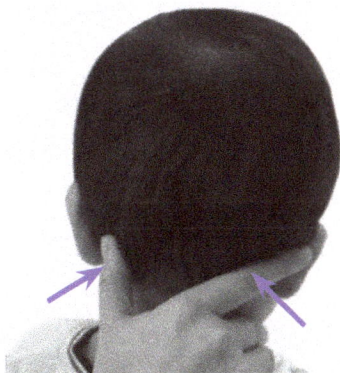

图 3-1　点揉风池

（2）拿揉桥弓：患儿坐位，术者站在患儿的侧方，一手扶住患儿头部，另一手拇指和其余四指相对用力，拿揉患侧桥弓（即胸锁乳突肌），反复操作2分钟。施术时动作要和缓，施术面积不可过大，以免影响患儿呼吸和头部血供而引起头晕（桥弓紧挨着颈部动静脉和气管等组织），力量要深透，压力均匀，动作要协调有节律。（图3-2）

（3）揉外劳宫：患儿仰卧位，术者站在患儿的侧方，一手扶住患儿的前臂，另一手以拇指端在患儿外劳宫穴上环旋揉动300次。（图3-3）

（4）拿肩井：患儿正坐位，术者站于患儿后方，将双手分别置于双侧肩井部，以拇指与余四指指腹的对合夹力施用提拿法，以患儿能耐受为度，反复10～20遍。拿时注意前臂放松，手掌空虚，提拿的方向要与肌腹垂直。（图3-4）

（5）按揉大椎：患儿正坐位或俯卧位，术者站在患儿的侧方，以一手拇指置于患儿大椎穴上，向下按压同时环旋揉动穴位2分钟，注意拇指需吸定于穴位，力度以患儿能耐受为宜。（图3-5）

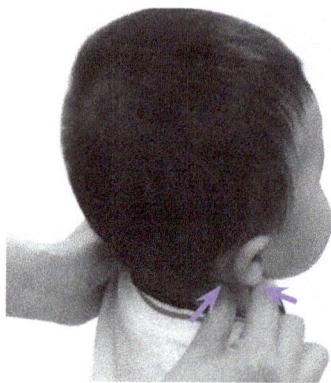

图3-2　拿揉桥弓

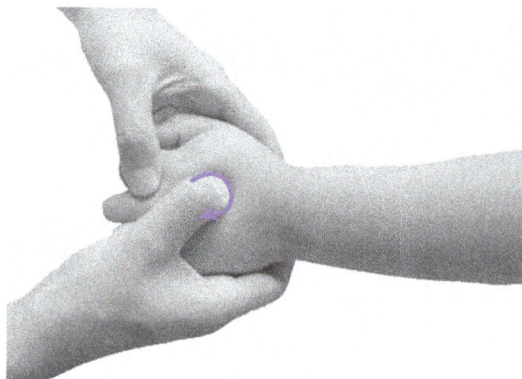

图3-3　揉外劳宫

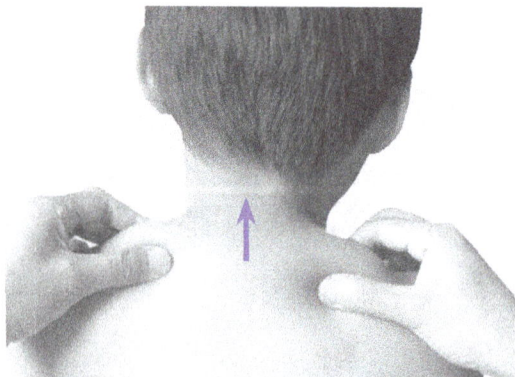

图3-4　拿肩井

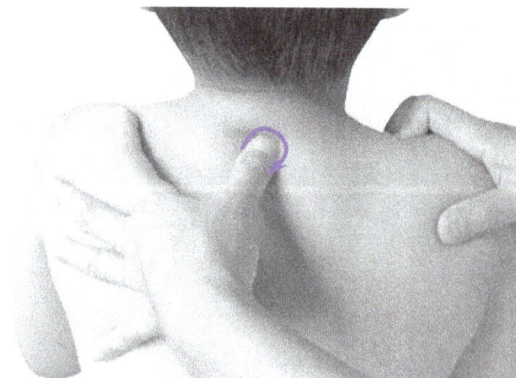

图3-5　按揉大椎

小贴士
TIPS

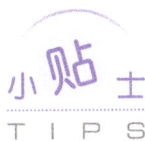

本疗法适用于1岁以内的婴儿（尤其是6个月以内），1岁以上或者较严重患儿应选择手术治疗；有些小儿未作治疗，肿块亦能在数月内自行消失，但并不表示已经痊愈，仍有可能发展成为斜颈。因此，要早期进行推拿治疗；平日在喂奶的时候，让小儿侧卧于健侧，使之牵拉患侧。

第二节 小儿先天手足畸形

手足畸形是小儿常见病之一，一般是指肢体远端的形状发生改变，大多由于先天禀赋不足，或母体孕期体虚过劳或产伤等因素而致。

☺ 临床表现

（1）患儿母亲多有孕期体虚过劳史，或患儿分娩时产伤史。

（2）患儿肢体远端形状发生改变，常出现各种畸形。手部畸形如内翻旋转手，外翻旋转手；足部畸形如内翻足、外翻足、仰趾足等。

（3）严重时可致肢体功能障碍。

☺ 按摩治疗小窍诀

1. 足部畸形治疗手法

（1）揉足三里：患儿仰卧位，术者站在患儿的侧方，以一手拇指于患儿足三里上，施以点揉法5分钟。施术时以拇指指端吸定于足三里穴上，以肢体的近端带动远端作带动深层组织小幅度环旋揉动，压力要均匀，动作要协调有节律。（图3-6）

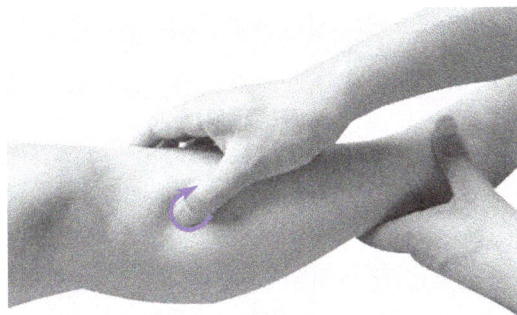

（2）揉三阴交：患儿正坐位，术者站在患者的前方，一手托住患儿小腿，另一手拇指点按于患儿内踝上三寸处，即三阴

图3-6 揉足三里

交穴，施以点揉法3分钟。术者以拇指指端吸定于三阴交穴上，以肢体的近端带动远端作带动深层组织小幅度的环旋揉动，压力要均匀，动作要协调有节律。（图3-7）

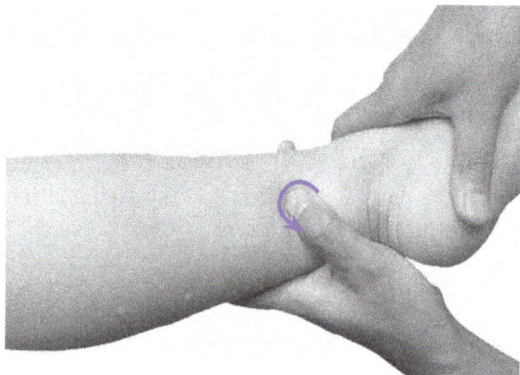

——• ▪ 图 3-7　揉三阴交 ▪ •——

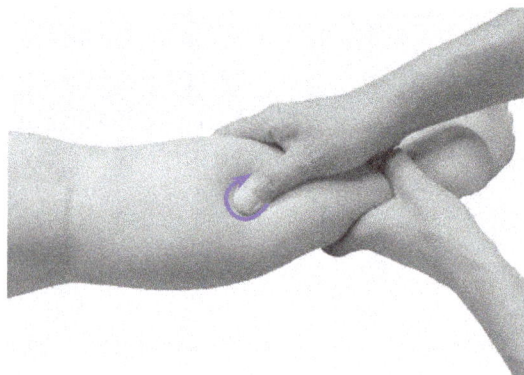

——• ▪ 图 3-8　揉承山 ▪ •——

（3）揉承山：患儿俯卧位，术者站在患儿的侧方，一手扶住患儿的小腿，另一手拇指按压住承山穴后点揉 2 分钟。（图 3-8）

（4）揉涌泉：患儿仰卧位，术者站在患儿的侧方，一手托住患儿足跟，另一手以拇指罗纹面揉患儿涌泉穴 50 ～ 100 次。（图 3-9）

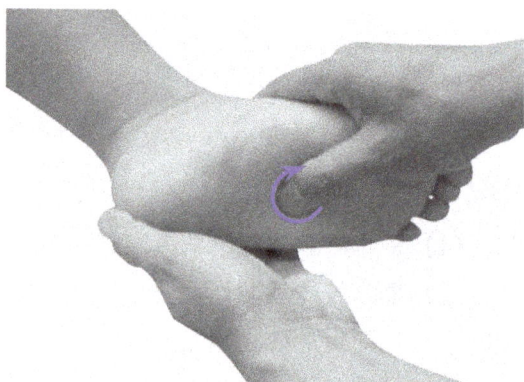

——• ▪ 图 3-9　揉涌泉 ▪ •——

2. 手部畸形治疗手法

（1）分阴阳：患儿仰卧位，术者坐于患儿侧方，以两手拇指按于患儿掌根之间，其余四指放在患儿手背下方，用两手拇指指端由患儿手腕部总筋向两侧分推 100 ～ 200 次。注意分推时压力不要过大，以患儿能忍受为度。（图 3-10，图 3-11）

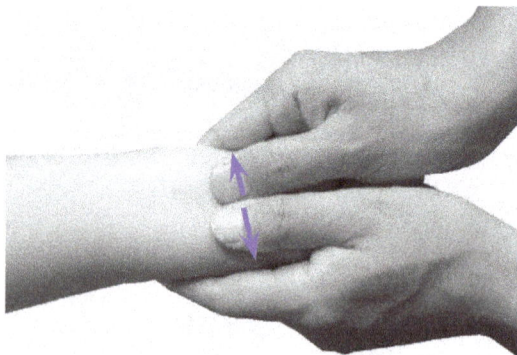

——• ▪ 图 3-10　分阴阳 1 ▪ •——

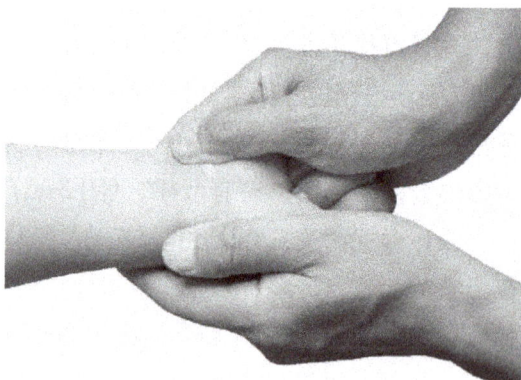

——• ▪ 图 3-11　分阴阳 2 ▪ •——

（2）掐二扇门：患儿仰卧位，术者坐在患儿身侧，用两手拇指指甲掐患儿掌背中指根两侧凹陷处，称为"掐二扇门"，反复掐揉100～300次。注意需用力适度，不可掐破患儿皮肤。（图3-12）

（3）揉外劳宫：患儿仰卧位，术者站在患儿的侧方，一手扶住患儿的前臂，另一手以拇指端在患儿外劳宫穴上环旋揉动300次。（图3-13）

（4）掐合谷：患儿抱坐位或仰卧位，术者站在患儿的侧方，一手扶住患儿的前臂，另一手以拇指指甲掐揉患儿合谷穴2～3分钟。（图3-14）

（5）揉二马：二马穴位于小儿掌背环指与小指掌指关节后凹陷处。患儿仰卧位，术者站在患儿的侧方，一手托住患儿的前臂，另一手以拇指指端揉其二马穴，揉100～300次。（图3-15）

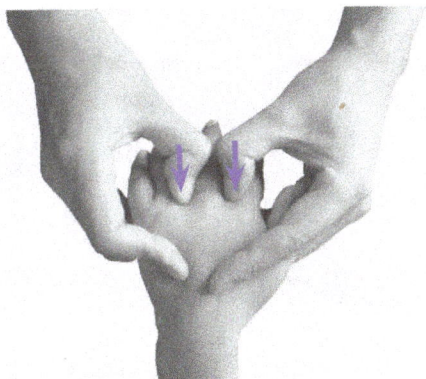

图3-12　掐二扇门

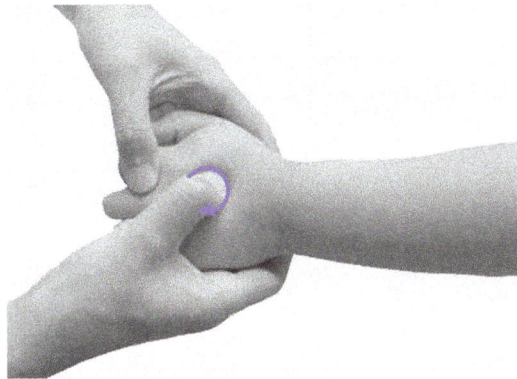

图3-13　揉外劳宫

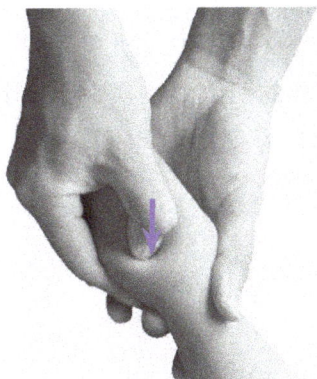

图3-14　掐合谷

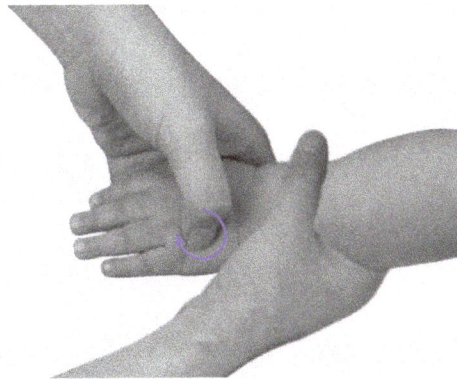

图3-15　揉二马

（6）运内八卦：患儿仰卧位，术者站在患儿的侧方，一手扶住患儿的四指，使其掌心向上，另一手以示、中二指夹住患儿拇指，并以拇指端自患儿掌根处顺时针方向做环形推动，称为"运内八卦"，反复操作 100 次。操作时宜轻不宜重，宜缓不宜急，在体表旋绕摩擦推动。（图 3-16，图 3-17，图 3-18）

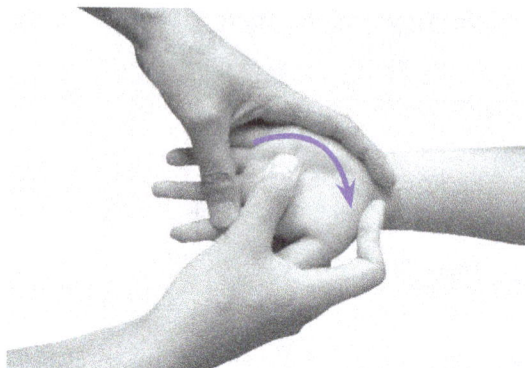

图 3-16　运内八卦 1

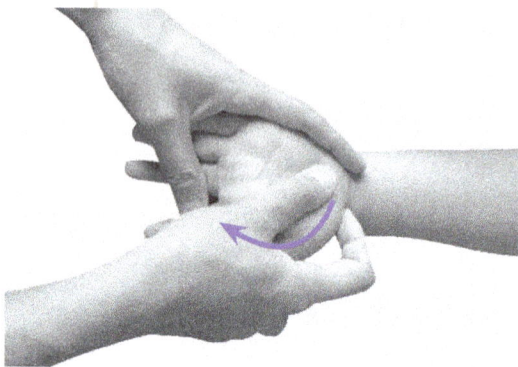

图 3-17　运内八卦 2

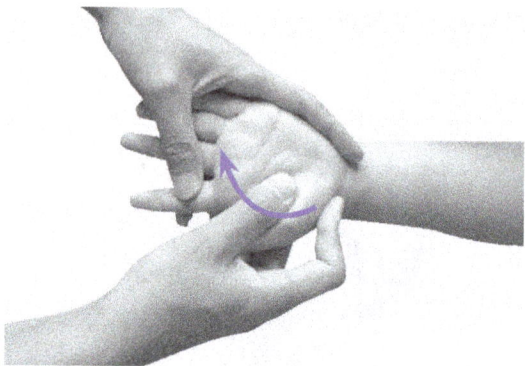

图 3-18　运内八卦 3

（7）揉板门：患儿仰卧位，术者站在患儿的侧方，一手扶住患儿的前臂，另一手以拇指罗纹面按揉患儿手掌大鱼际处往返按揉为"揉板门"，反复操作 300 次。（图 3-19）

（8）揉小天心：患儿仰卧位，术者站在患儿的侧方，一手托住患儿的前臂，使其掌心向上，另一手以拇指罗纹面在患儿手掌大小鱼际交界的凹陷处按揉为"揉小天心"，反复操作 300 次。注意用力均匀，力度适中，以患儿可以忍受为度。（图 3-20）

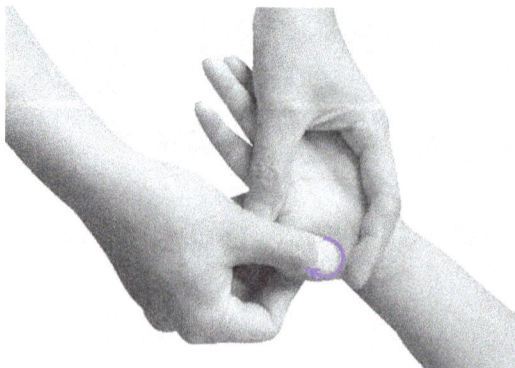

图 3-19　揉板门

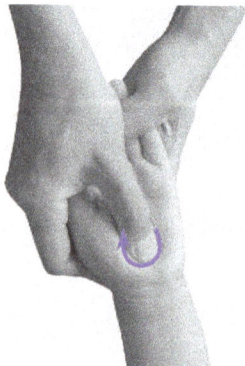

图 3-20　揉小天心

本病仅用小儿推拿手法治疗效果欠佳，可配合其他一些手法辨证施治，手法如下：

(1) 内翻足：患儿仰卧位，在小腿内侧自膝至足施以掌推，多指揉，拇指弹筋法。筋腱挛缩者，重点在挛缩部位反复弹拨数次，至挛缩部位变松软为止。在小腿外侧自足至膝作掌推、揉、多指揉，拇指弹筋法。再在踝关节周围施以拨法。最后运动患儿踝关节，方法是：向内后、向外作旋转摇法，再作足背屈外展摇动，结束手法。

(2) 外翻足：患儿仰卧位，在小腿前外侧自膝至足施以掌根推、揉、拇指揉、拇指拨筋法。在足内侧沿小腿内侧面自足至膝作掌推、揉、拇指拨筋法。在踝关节周围作拇指揉拨法。在足掌面从足趾到足跟作拇指揉、拇指拨法。最后运动患儿踝关节，方法是：一手握住患儿踝关节稍上方，另一手握住患儿足部作旋转摇法和足跖屈运动法，结束手法。

(3) 内翻旋转手：医生在患肢掌面和前臂内侧面，自肘至手施以多指揉、拇指揉、多指理筋法。在手背外侧面和前臂外侧面，自手至肘施以掌根推、多指揉、拇指理筋法。然后拇指揉拨腕关节周围。最后，施以运动手法——医生站在患儿的前面，一手握住患儿腕关节稍上方，另一手握住患儿四指，经内侧向外侧作旋转摇法，摇动范围在不损伤患儿的情况下，方位尽量大，以矫正畸形。

(4) 外翻旋转手：操作方法同内翻旋转手，仅方向相反。

在挛缩侧施以推、揉、弹、理手法，有理顺挛缩肌筋，松解筋骨，调理气血脉络的作用；在挛缩的对侧施以掌根推、多指揉、拨法，则有强筋健骨，增强肌力的作用；在畸形局部——关节处施以摇、收、展、牵拉肌筋法，可使畸形得以矫正。

此外，术后给以胶布固定。粘贴部位根据畸形的具体情况而定，把肢体畸形固定成反畸形样。

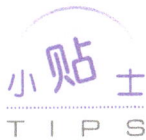

小贴士
TIPS

第三节　小儿桡骨小头半脱位

小儿桡骨小头半脱位是指桡骨小头从桡骨环状韧带中滑出而发生本病。病理上只是关节囊或韧带被嵌顿，并无关节囊破裂，所以也称"桡骨小头假性脱位"。又称为"牵拉肘"，俗称肘错环、肘脱环。

☺ **临床表现**

（1）大多发生在 1～4 岁，有牵拉前臂史。

（2）半脱位后，小儿哭闹，患肢不敢活动而垂于身体一侧。前臂呈旋前位（前夹型）或旋后位（后夹型），被动旋转时疼痛，患手拿物品坠落，害怕任何形式的触动患肢而引起疼痛。

（3）桡骨头部有压痛，但无明显肿胀。

（4）X 线片上不能显示半脱位的改变。

☺ **按摩治疗小窍诀**

（1）拿揉肘关节：患儿坐位或仰卧位，术者站在患儿的侧方，一手扶住患肢，另一手拿揉该患肢肘关节，内外侧反复操作 1 分钟。施术时动作要和缓，指力要吸定于患儿皮肤，力量要深透，紧推慢移，切不可摩擦皮肤，压力均匀，动作协调有节律。（图 3-21）

（2）点揉曲池：患儿坐位或仰卧位，术者站在患儿的侧方，一手扶住患肢，另一手点揉该患肢曲池穴，2 分钟。施术时动作要和缓，指力要吸定于患儿皮肤，力量要深透达穴位的深层组织，压力均匀，动作要协调有节律。（图 3-22）

（3）点揉尺泽：患儿坐位或仰卧位，术者站在患儿的侧方，一手扶住患肢，另一手点揉该患肢尺泽穴，2 分钟。施术时动作要和缓，指力要吸定于患儿皮肤，力量要深透达穴位的深层组织，压力均匀，动作要协调有节律。（图 3-23）

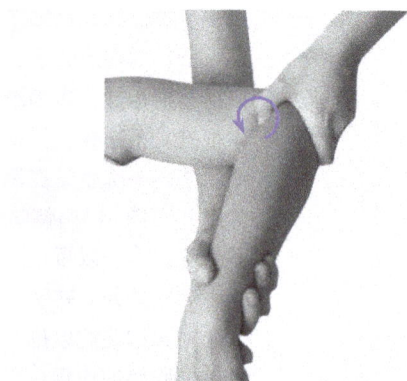

图 3-21 拿揉肘关节

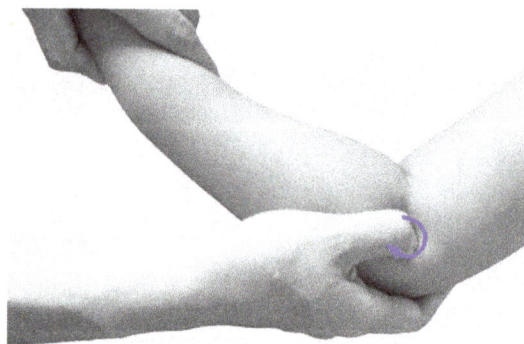

图 3-22 点揉曲池

（4）点揉少海：患儿坐位或仰卧位，术者站在患儿的侧方，一手扶住患肢，另一手点揉该患肢少海穴，2 分钟。施术时动作要和缓，指力要吸定于患儿皮肤，力量要深透达穴位的深层组织，压力均匀，动作要协调有节律。（图 3-24）

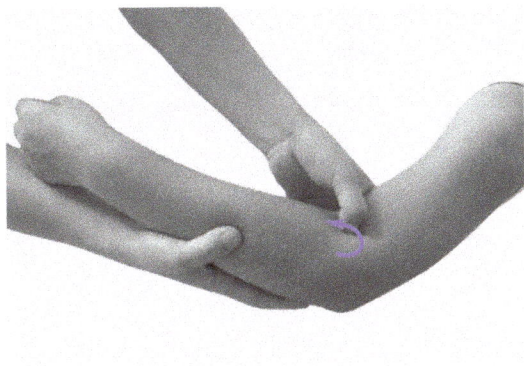

图 3-23 点揉尺泽

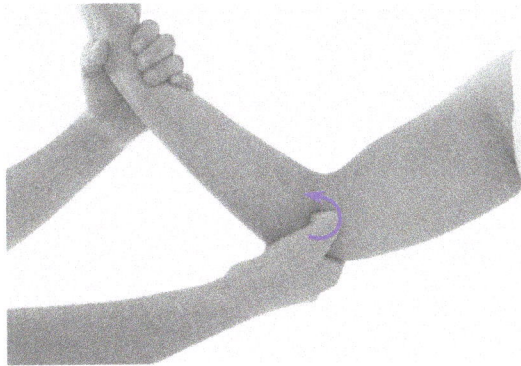

图 3-24 点揉少海

（5）点揉小海：患儿坐位或仰卧位，术者站在患儿的侧方，一手扶住患肢，另一手点揉该患肢小海穴，2 分钟。施术时动作要和缓，指力要吸定于患儿皮肤，力量要深透达穴位的深层组织，压力均匀，动作要协调有节律。（图 3-25）

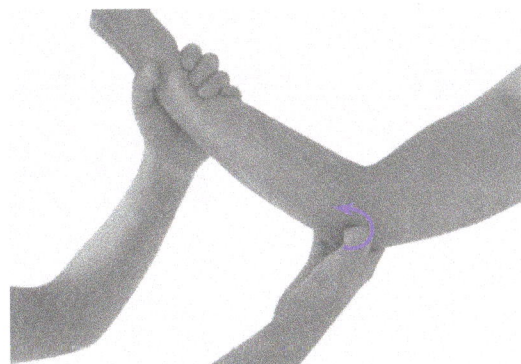

图 3-25 点揉小海

小贴士
TIPS

（1）该病复位手法比较复杂，为避免不必要的伤害，应去医院就诊，一般复位手法如下：

1）前夹型：旋后复位法。

操作：家长抱住患儿坐定，术者与其面对，一手掌心托住患肘鹰嘴，拇指轻压桡骨小头处，其余四指从患肘内侧握过，另一只手握持患腕，将旋前位的患肘按内收屈曲、外展旋后、伸直、屈曲、伸直的顺序做连续动作；与此同时，拇指顺势沿着桡骨小头环状关节面，突然发力，由前向后推动，可于旋后时感到解脱嵌夹的移动或听到咯吱声响。

2）后夹型：旋前复位法。

操作：家长抱住患儿坐定，术者与其面对，一手掌心托住患肘鹰嘴，拇指轻压桡骨小头处，其余四指从患肘内侧握过，另一只手握持患腕，与旋后复位法相反，该法将旋后位的患肘按外展屈曲、内收旋前、伸直、屈曲、伸直的次序做连续动作；与此同时，拇指顺势沿着桡骨小头环状关节面，突然发力，由后向前推动，可于旋前时感到解脱嵌夹的移动或听到咯吱声响。

应用复位手法时应注意：用力要柔和，不可过猛，以免造成其他方面的损伤。

（2）平素注意不可过于用力牵拉小儿上肢；

（3）复位后，三角巾悬吊，以利恢复，防止再脱位。

力量要深透达穴位的深层组织，压力均匀，动作要协调有节律。

第四章

神经系统疾病

第一节　脊髓灰质炎后遗症

脊髓灰质炎后遗症又称小儿麻痹后遗症，发生于脊髓灰质炎的后期，临床以肢体痿软、肌肉弛缓和萎缩为其主要特征。

脊髓灰质炎是一种急性传染病，流行于夏秋季节，好发于6个月～5岁的小儿，临床出现发热，伴有咳嗽、咽喉红肿疼痛、全身肌肉疼痛，或有呕吐、腹泻等症状，继而出现肢体痿软、肌肉弛缓和萎缩。

☺ 临床表现

（1）有脊髓灰质炎病史。

（2）患侧肌肉明显萎缩、麻痹，瘫痪呈弛缓型，肢体可出现各种畸形，尤以下肢为多见。如肩关节脱臼状，脊柱侧突，膝后凸或外展，足外翻，内翻，马蹄形，仰趾足等。

（3）病情严重者，可出现血压下降、呼吸不整、吞咽困难，甚至惊厥、昏迷等危象。

☺ 按摩治疗小窍诀

（1）推三关：患儿仰卧位，术者站在患儿的侧方，一手扶住患儿的前臂，另一手以拇指桡侧面或示、中指指面沿着患儿前臂桡侧，从患儿的腕部向肘部直推，称为"推三关"，反复操作200次。在推动的过程中，要注意指面要紧贴患儿的皮肤，压力要适中。（图4-1，图4-2，图4-3）

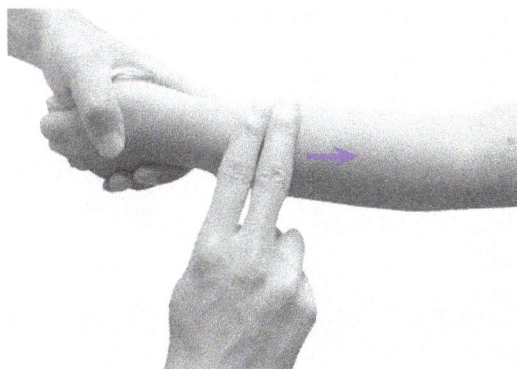

图4-1　推三关1

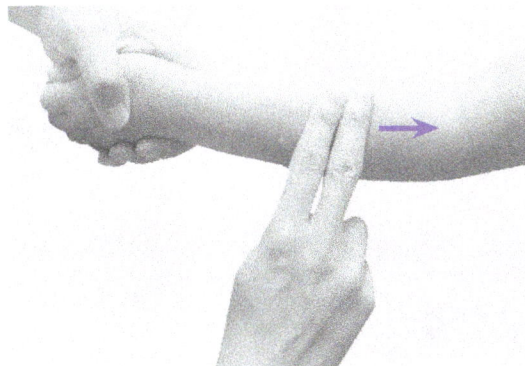

图4-2　推三关2

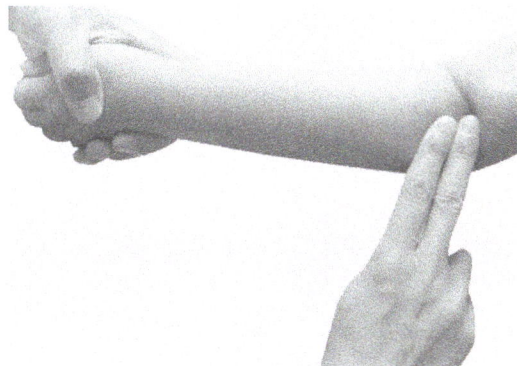

图4-3　推三关3

（2）退六腑：患儿仰卧位，术者站在患儿的侧方，一手扶住患儿的前臂，另一手以拇指或示、中指指面沿着患儿前臂尺侧，从患儿的肘部向腕部直推，称为"退六腑"，反复操作200次。在推动的过程中，要注意指面要紧贴患儿的皮肤，压力要适中。对于一切实热证均有效。（图4-4，图4-5）

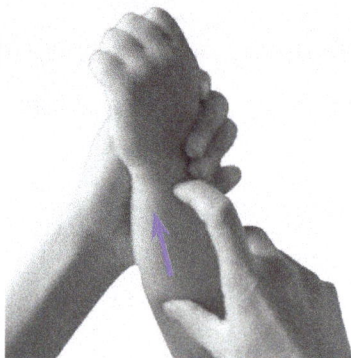

图4-4　退六腑1

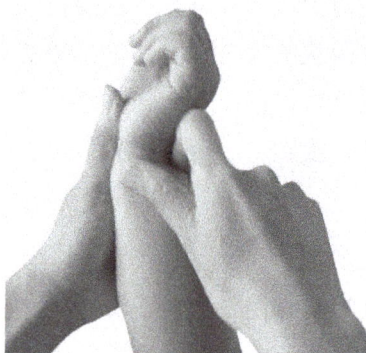

图4-5　退六腑2

（3）清胃经：患儿仰卧位，术者站在患儿的侧方，一手扶住患儿的前臂，另一手以拇指罗纹面在患儿拇指掌侧第一节向指根方向直推，称为"清胃经"，反复操作300次。注意做推法时力量要均匀，着力部位要紧贴患儿皮肤沿直线推。（图4-6）

（4）补脾经：患儿仰卧位，术者站在患儿的侧方，一手扶住患儿的前臂，另一手以拇指罗纹面在患儿拇指末节罗纹面上做顺时针方向的旋转推动，也可以将患儿拇指屈曲，术者以拇指罗纹面循患儿拇指桡侧边缘向掌根方向直推，统称"补脾经"，反复操作100次。（图4-7，图4-8）

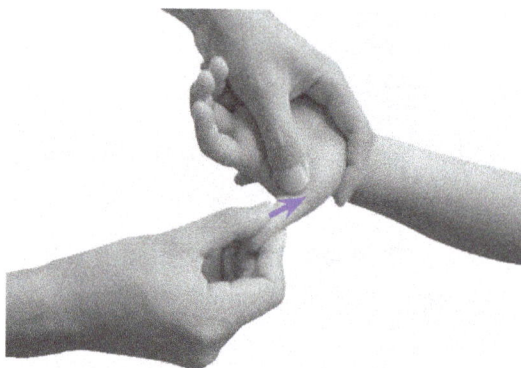

图4-6　清胃经

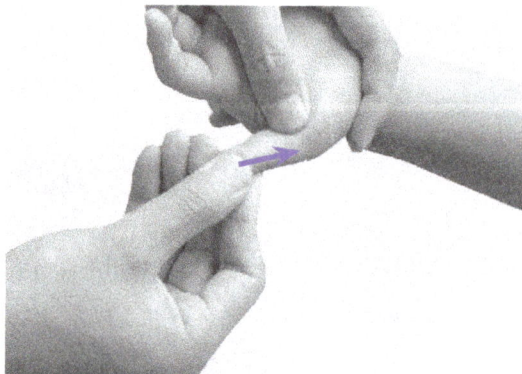

图4-7　补脾经1

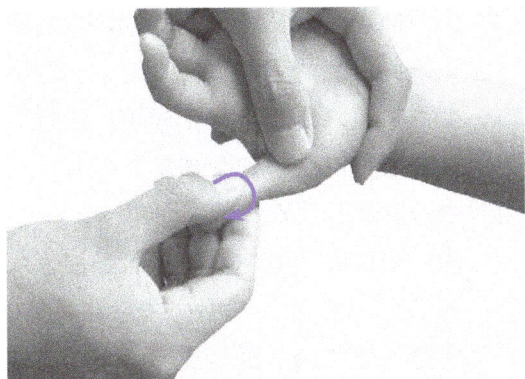

图 4-8 补脾经 2

（5）推肾经：患儿仰卧位，术者站在患儿的侧方，一手扶住患儿的前臂，另一手以拇指罗纹面从患儿小指指尖向其指根方向直推，称为"推肾经"，反复操作200次。注意着力部位要紧贴皮肤，压力适中，做到轻而不浮，重而不滞。应沿着直线推动。（图 4-9）

（6）揉小天心：患儿仰卧位，术者站在患儿的侧方，一手托住患儿的前臂，使其掌心向上，另一手以拇指罗纹面在患儿手掌大小鱼际交界的凹陷处按揉为"揉小天心"，操作300次。注意用力均匀，力度适中，以患儿可以忍受为度。（图 4-10）

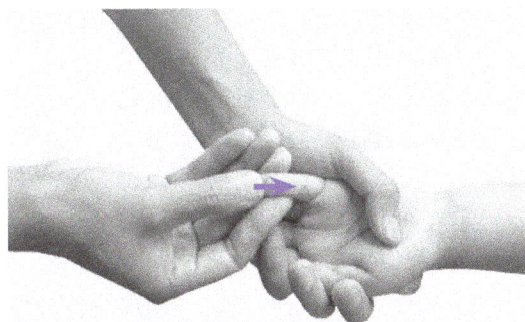

图 4-9 推肾经

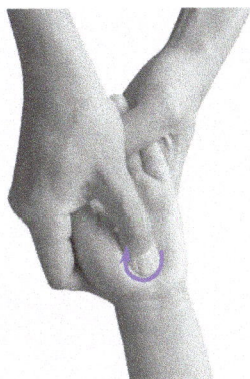

图 4-10 揉小天心

（7）捏脊：患儿俯卧位，术者双手示指抵于背脊之上，再以两手拇指伸向示指前方，合力挟住肌肉，捏起，采用示指向前拇指后退之翻卷动作，二手交替向前移动。自长强穴起一直捏到大椎穴为1次。如此反复操作5～6次。注意要直线捏，所捏皮肤的厚、薄、松、紧应适宜，捏拿速度要适中，动作轻快、柔和，避免肌肤从手指尖滑脱。（图 4-11，图 4-12）

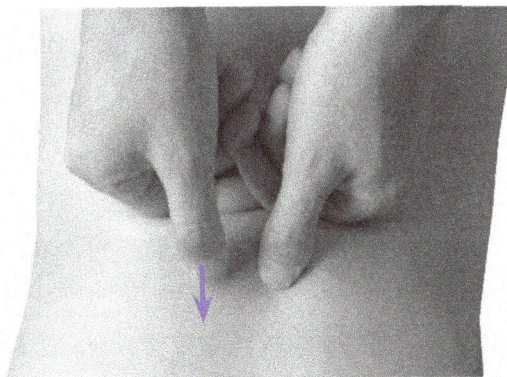

图 4-11 捏脊 1

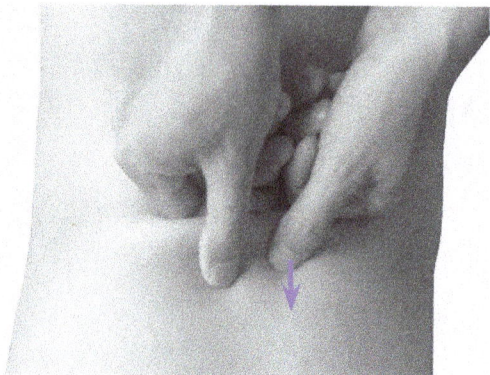

图 4-12　捏脊 2

（8）揉搓患处：患儿仰卧位，术者站在患儿的侧方，两手掌夹住患肢，相对用力，上下揉搓，反复操作 1 分钟。注意着力部位要紧贴皮肤，勿摩擦患儿皮肤，压力适中，做到轻而不浮，重而不滞。

（9）按揉患处肌肉：患儿仰卧位，术者站在患儿的侧方，一手扶住患儿手臂，一手用拇指面或第 2 至第 5 指面按揉患处肌肉，反复操作至患处肌肉松软为度。注意着力部位要紧贴皮肤，移动时做到紧推慢移，勿摩擦，力量渗透入患处肌肉，压力适中，做到轻而不浮，重而不滞。

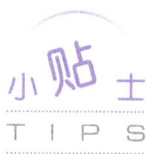

小贴士
TIPS

治疗的同时，要在医生的指导下，有目的、持久地进行功能锻炼，可起到增强肌肉的力量，防止肌肉萎缩，矫正畸形的作用；同时还应加强健肢及全身的锻炼；患儿的饮食应易消化又富营养。

第二节　小儿产伤麻痹

婴儿出生时因损伤神经而引起损伤神经支配部位的麻痹，称为产伤麻痹。

☺ 临床表现

（1）患儿出生时有胎位不正、难产或滞产史，受产钳挤压或外力牵拉史。

（2）上臂麻痹表现为患肢下垂，肩部不能外展，肘部微屈和前臂旋前。前臂麻痹因症状不明显，一般在出生后相当时间才发现，手大、小鱼际萎缩，屈指功能差，臂部感觉障碍，若颈交感神经亦受损，则有上睑下垂，瞳孔缩小。全臂麻痹者，前臂桡侧感觉消失，患肢下垂，肩部功能障碍。

（3）面神经麻痹者表现为口眼歪斜，患侧眼睑不能闭合，鼻唇间皱襞消失，哭时健侧面部运动正常。臂麻痹和面神经麻痹可同时存在。

具体损伤部位如下：

（1）上臂麻痹：第5、第6颈神经损伤所致。三角肌、冈上肌、冈下肌、小圆肌、部分胸大肌、肱二头肌，旋后肌等不同程度受累。

（2）前臂麻痹：是由第8颈神经与第1胸神经损伤引起。手指的屈肌和伸肌受累。

（3）全臂麻痹：由于臂丛神经束受到损伤而产生。主要为肩部肌肉受累，同时影响上肢其他肌肉。臂麻痹中以上臂麻痹多见，其次为前臂麻痹，全臂麻痹则极为少见。

（4）面神经麻痹：由于面神经受到损伤而引起。

☺ 按摩治疗小窍诀

1. 臂麻痹治疗手法

（1）揉搓患处：患儿仰卧位，术者站在患儿的侧方，两手掌夹住患肢，相对用力，上下揉搓，反复操作100次。注意着力部位要紧贴皮肤，勿摩擦患儿皮肤，压力适中，做到轻而不浮，重而不滞。

（2）按揉患处肌肉：患儿仰卧位，术者站在患儿的侧方，一手扶住患儿手臂，一手用拇指面或第2～5指面按揉患处肌肉，反复操作至患处肌肉松软为度。注意着力部位要紧贴皮肤，移动时做到紧推慢移，勿摩擦，力量渗透入患处肌肉，压力适中，做到轻而不浮，重而不滞。

（3）揉板门：患儿仰卧位，术者站在患儿的侧方，两手握住患儿手掌，掌心向上，两手拇指分别按揉大、小鱼际，反复操作100次。注意着力部位要紧贴患儿皮肤，力量要深透，勿摩擦，压力适中，做到轻而不浮，重而不滞。（图4-13）

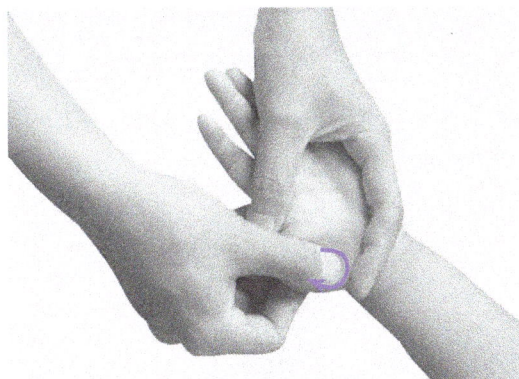

（4）清天河水：患儿仰卧位，术者站在患儿的侧方，一手扶住患儿的前臂，另一手以示指、中指罗纹面沿着患儿前臂正中自腕推向肘部，称为"清天河水"，反复操作100次。注意着力部位要紧贴皮肤，压力适中，做到轻而不浮，重而不滞。应沿着直线推动。（图4-14，图4-15，图4-16）

—► 图4-13 揉板门 ◄—

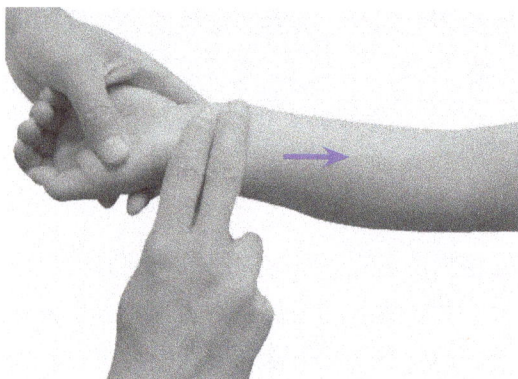

▸•◂ 图 4-14　清天河水 1 ▸•◂　　　　　　　　▸•◂ 图 4-15　清天河水 2 ▸•◂

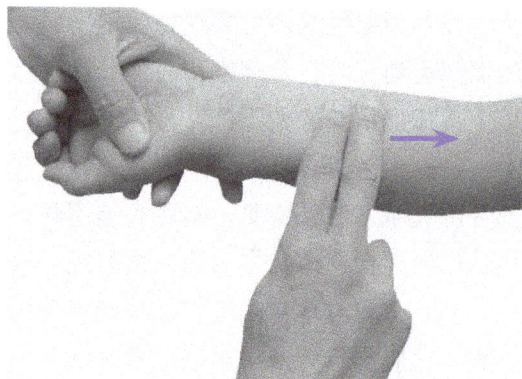

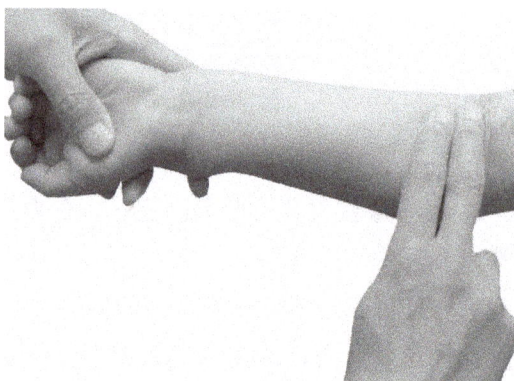

▸•◂ 图 4-16　清天河水 3 ▸•◂

　　（5）退六腑：患儿仰卧位，术者站在患儿的侧方，一手扶住患儿的前臂，另一手以拇指或示、中指指面沿着患儿前臂尺侧，从患儿的肘部向腕部直推，称为"退六腑"，反复操作200次。在推动的过程中，要注意指面要紧贴患儿的皮肤，压力要适中。（图4-17，图4-18）

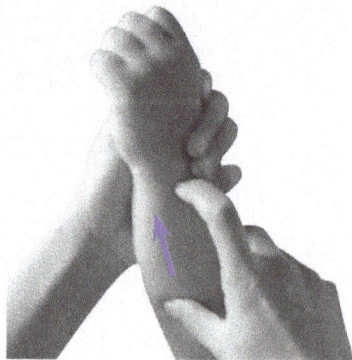

▸•◂ 图 4-17　退六腑 1 ▸•◂　　　　　　　　▸•◂ 图 4-18　退六腑 2 ▸•◂

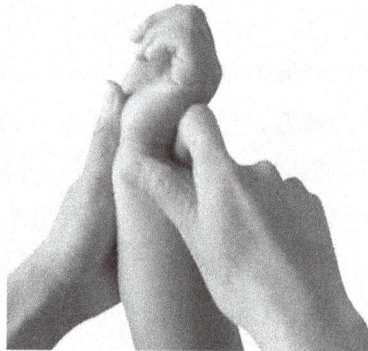

（6）推三关：患儿仰卧位，术者站在患儿的侧方，一手扶住患儿的前臂，另一手以拇指桡侧面或示中指指面沿着患儿前臂桡侧，从患儿的腕部向肘部直推，称为"推三关"，反复操作200次。在推动的过程中，要注意指面要紧贴患儿的皮肤，压力要适中。（图4-19，图4-20，图4-21）

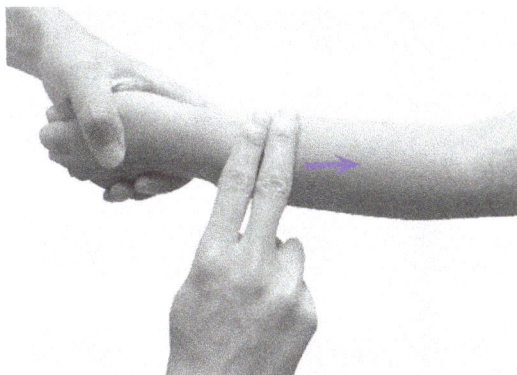

图4-19 推三关1

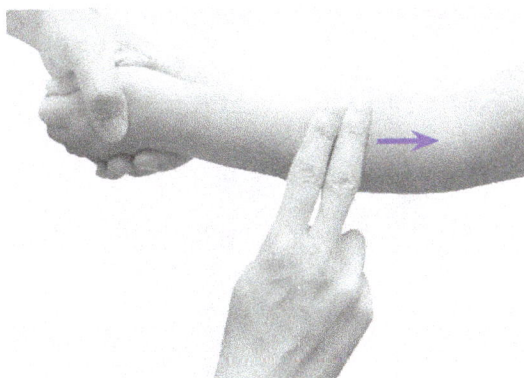

图4-20 推三关2

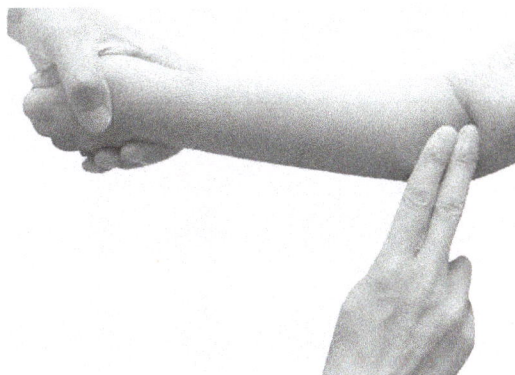

图4-21 推三关3

（7）按揉大椎：患儿正坐位或俯卧位，术者站在患儿的侧方，以一手拇指置于患儿大椎穴上，向下按压同时环旋揉动穴位2分钟，注意拇指需吸定于穴位，力度以患儿能耐受为宜。（图4-22）

2. 面神经麻痹治疗手法

（1）揉太阳、阳白、四白、地仓：患儿仰卧位，术者坐于患儿头前，将两拇指罗纹面紧贴于患儿头部两侧太阳穴处做环

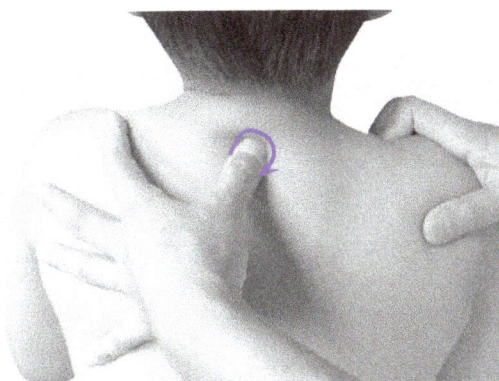

图4-22 按揉大椎

旋揉动，其余四指轻扶于患儿脑后，称为"揉太阳"，反复揉2分钟。揉动时压力要均匀，动作要协调有节律。接着以两拇指罗纹面按揉患儿阳白、四白、地仓各2分钟（图4-23）

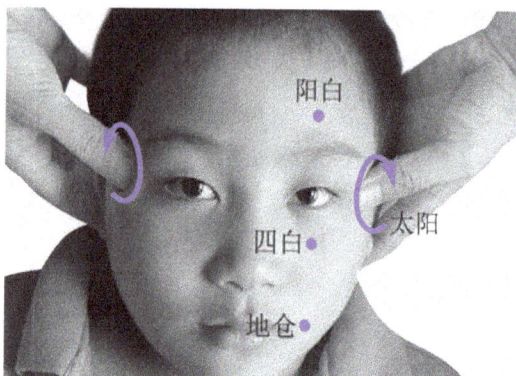

图 4-23　揉太阳、阳白、四白、地仓

（2）按揉颊车、听会、翳风：患儿坐位或仰卧位，术者站或坐在患儿的侧方，一手扶住患儿的头部，另一手以拇指指腹按揉患儿颊车、听会、翳风各 2 分钟。（图 4-24）

（3）掐合谷：患儿坐位或仰卧位，术者站在患儿的侧方，一手扶住患儿的前臂，另一手以拇指指甲掐揉患儿合谷穴，动作均匀深透，但指甲不可掐破患儿皮肤。（图 4-25）

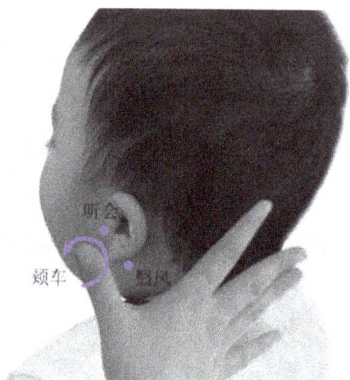

图 4-24　按揉颊车、听会、翳风

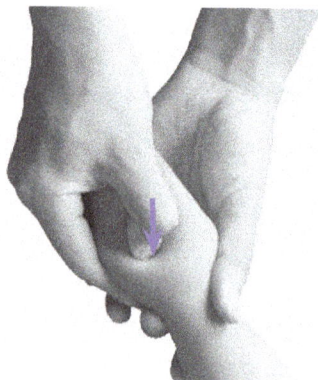

图 4-25　掐合谷

小贴士 TIPS

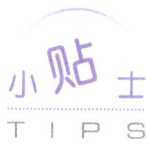

患儿局部注意保暖，以免受风寒；可在患处用中药热敷或用艾条施灸。

第三节　小儿脑性瘫痪

　　小儿脑性瘫痪是出生前后因各种原因造成的非进行性脑损害综合征。临床分为痉挛型，运动障碍型，共济失调型及混合型。中医学归之为"五迟"、"五软"、"五硬"的范畴。

☺ 临床表现

(1) 围产期各种原因引起缺氧史，或有难产、产伤、头颅外伤等引起的颅内出血史，胎内及出生后中枢神经系统感染史等。

(2) 患儿多哭，易激惹、嗜睡、吸吮及吞咽困难，抬头和坐立困难，运动发育迟缓，步态不稳，动作笨拙，四肢运动不均衡、不协调，或手足徐动，舞蹈样动作。

(3) 肢体强直，四肢抽搐，肢体瘫痪。2～3岁后痉挛性瘫痪的姿势更明显，伴智力低下，学习困难，听力障碍，反应迟钝，行为障碍。

☺ 按摩治疗小窍诀

(1) 推肾经：患儿仰卧位，术者站在患儿的侧方，一手扶住患儿的前臂，另一手以拇指罗纹面从患儿小指指尖向其指根方向直推，称为"推肾经"，反复操作300次。（图4-26）

(2) 补脾经：患儿仰卧位，术者站在患儿的侧方，一手扶住患儿的前臂，另一手以拇指罗纹面在患儿拇指末节罗纹面上做顺时针方向的旋转推动，也可以将患儿拇指屈曲，术者以拇指罗纹面循患儿拇指桡侧边缘向掌根方向直推，统称"补脾经"，反复操作100次。（图4-27，图4-28）

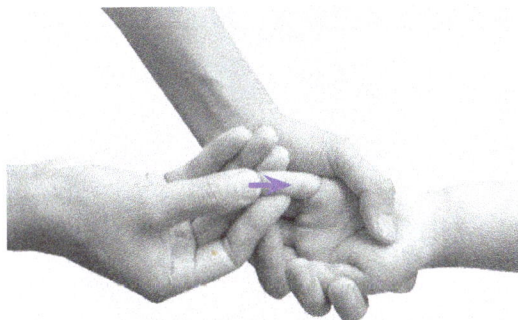

图4-26 推肾经

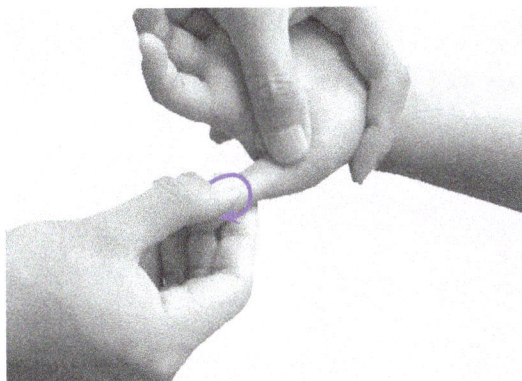

图4-27 补脾经1

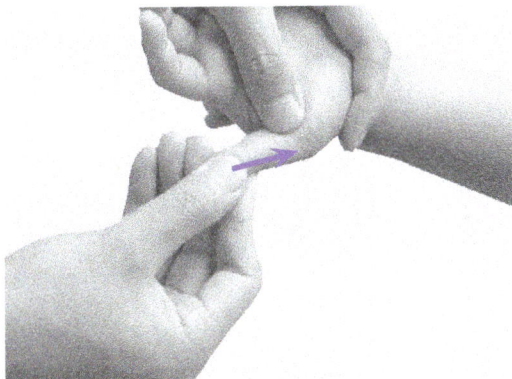

图4-28 补脾经2

（3）掐合谷：患儿抱坐位或仰卧位，术者站在患儿的侧方，一手扶住患儿的前臂，另一手以拇指指甲掐揉患儿合谷穴2～3分钟。（图4-29）

（4）摩腹：患儿仰卧位，术者站在患儿的侧方，将手掌轻放于患儿腹部，沉肩垂肘，以前臂带动腕，按照左上腹、右上腹、右下腹、左下腹的顺序做环形而有节律的抚摩约5分钟。用力宜轻不宜重，速度宜缓不宜急。在摩腹之前可以在患儿腹部涂上适量滑石粉，以免摩腹过程中损伤患儿皮肤。（图4-30，图4-31，图4-32）

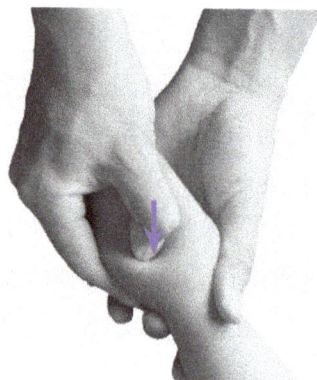

▪ 图4-29 掐合谷 ▪

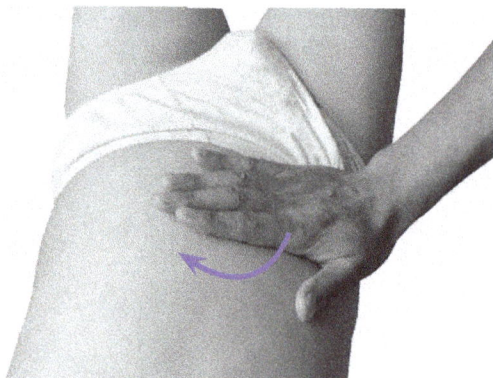

▪ 图4-30 摩腹1 ▪

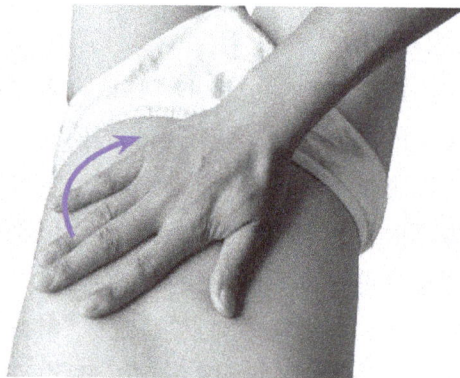

▪ 图4-31 摩腹2 ▪

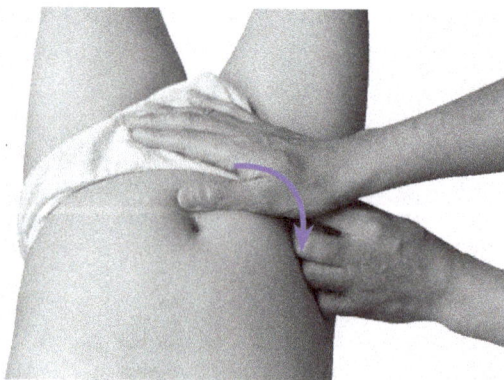

▪ 图4-32 摩腹3 ▪

（5）按揉大椎：患儿正坐位或俯卧位，术者站在患儿的侧方，以一手拇指置于患儿大椎穴上，向下按压同时环旋揉动穴位2分钟，注意拇指需吸定于穴位，力度以患儿能耐受为宜。（图4-33）

（6）捏脊：患儿俯卧位，术者双手示指抵于背脊之上，再以两手拇指伸向示指前方，合力挟住肌肉，捏起，采用示指向前拇指后退之翻卷动作，二手交替向前移动。自长强穴起一直捏到大椎穴为1次。

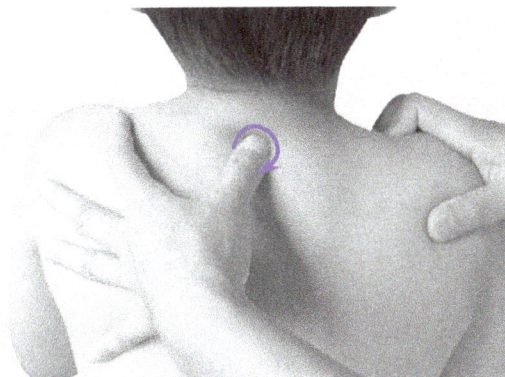
图4-33 按揉大椎

如此反复操作5～6次。注意要直线捏，所捏皮肤的厚、薄、松、紧应适宜，捏拿速度要适中，动作轻快、柔和，避免肌肤从手指尖滑脱。（图4-34，图4-35）

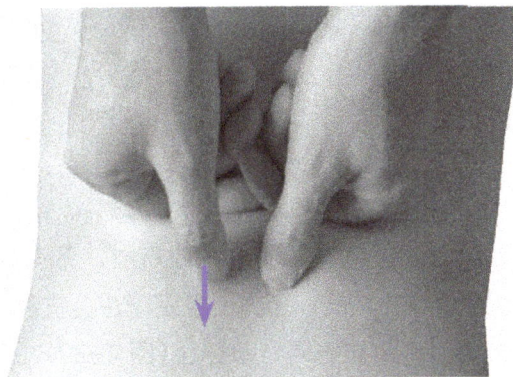
图4-34 捏脊1

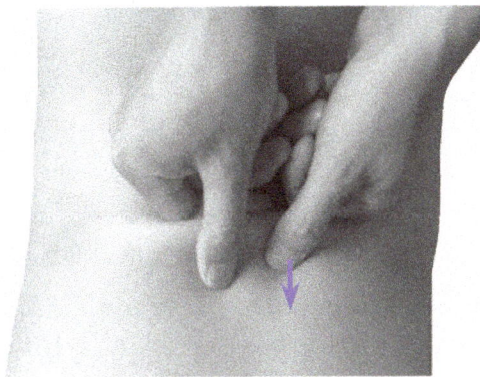
图4-35 捏脊2

（7）揉足三里：患儿仰卧位，术者站在患儿的侧方，以一手拇指于患儿足三里穴上，施以点揉法5分钟。施术时以拇指指端吸定于足三里穴上，以肢体的近端带动远端作带动深层组织小幅度环旋揉动，压力要均匀，动作要协调有节律。（图4-36）

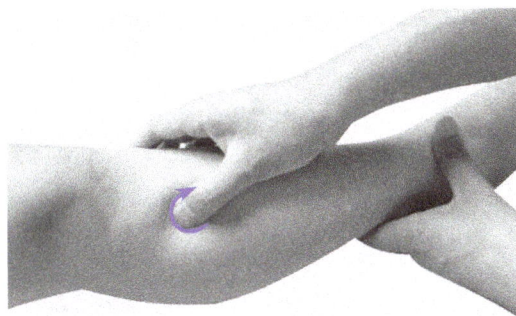
图4-36 揉足三里

（8）揉三阴交：患儿正坐位，术者站在患者的前方，一手托住患儿小腿，另一手拇指点按于患儿内踝上三寸处，即三阴交穴，施以点揉法3分钟。术者以拇指指端吸定于三阴交穴上，以肢体的近端带动远端作带动深层组织小幅度的环旋揉动，压力要均匀，动作要协调有节律。（图4-37）

（9）揉涌泉：患儿仰卧位，术者站在患儿的侧方，一手托住患儿足跟，另一手以拇指罗纹面揉患儿涌泉穴50～100次。（图4-38）

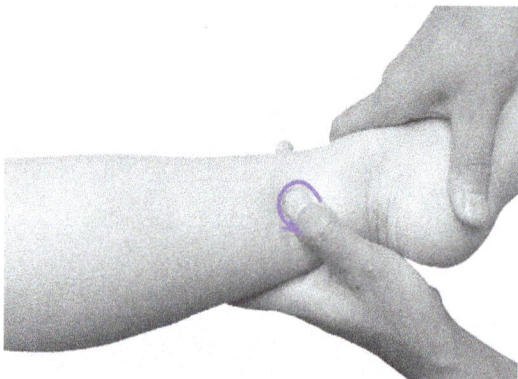

图4-37　揉三阴交

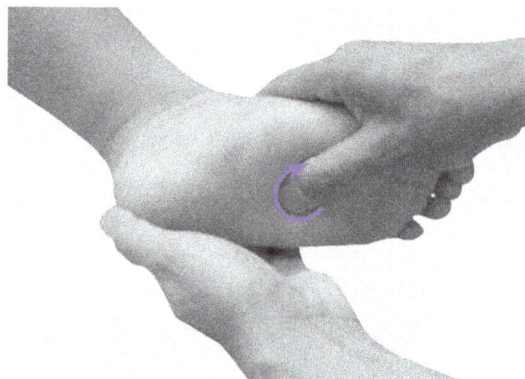

图4-38　揉涌泉

上肢瘫痪者加：

（1）拿揉上肢：患儿坐位或仰卧位，术者站在患儿的侧方，一手扶住患肢，另一手拿揉该患肢，从上到下，反复操作1分钟。施术时动作要和缓，指力要吸定于患儿皮肤，力量要深透，紧推慢移，切不可摩擦皮肤，压力均匀，动作协调有节律。（图4-39）

（2）点揉肩髃：患儿坐位或仰卧位，术者站在患儿的侧方，一手扶住患肢，另一手点揉该患肢肩髃穴，点揉2分钟。施术时动作要和缓，指力要吸定于患儿皮肤，力量要深透达穴位的深层组织，压力均匀，动作要协调有节律。（图4-40）

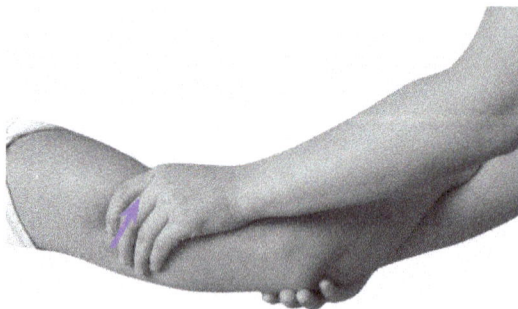

图4-39　拿揉上肢

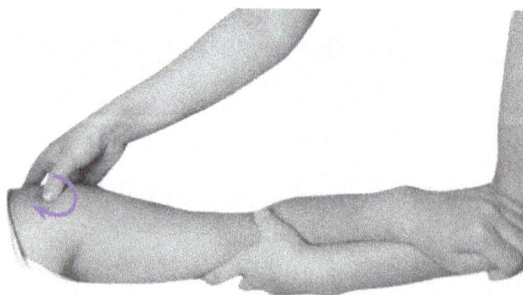

图4-40　点揉肩髃

（3）点揉肩髎：患儿坐位或仰卧位，术者站在患儿的侧方，一手扶住患肢，另一手点揉该患肢肩髎穴，点揉2分钟。施术时动作要和缓，指力要吸定于患儿皮肤，力量要深透达穴位的深层组织，压力均匀，动作要协调有节律。（图4-41）

（4）点揉臂臑：患儿坐位或仰卧位，术者站在患儿的侧方，一手扶住患肢，另一手点揉该患肢臂臑穴，点揉2分钟。施术时动作要和缓，指力要吸定于患儿皮肤，力量要深透达穴位的深层组织，压力均匀，动作要协调有节律。（图4-42）

（5）点揉曲池：患儿坐位或仰卧位，术者站在患儿的侧方，一手扶住患肢，另一手点揉该患肢曲池穴，点揉2分钟。施术时动作要和缓，指力要吸定于患儿皮肤，力量要深透达穴位的深层组织，压力均匀，动作要协调有节律。（图4-43）

（6）搓上肢：患儿坐位或仰卧位，术者站在患儿的侧方，双手掌相对用力，作相反方向的快速搓动，从上到下，再从下到上，反复操作1分钟结束上肢的治疗。施术时动作要快而有节奏，用力要对称，紧推慢移，力量要深透，手掌不可摩擦患儿皮肤。（图4-44）

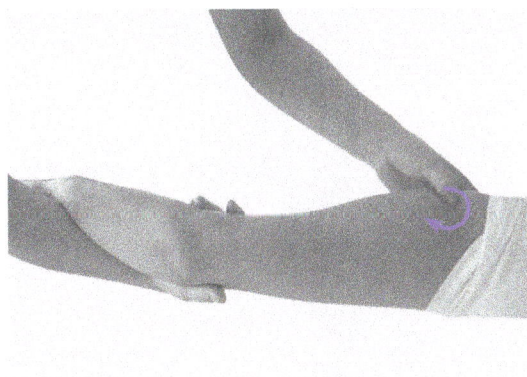

图 4-41 点揉肩髎

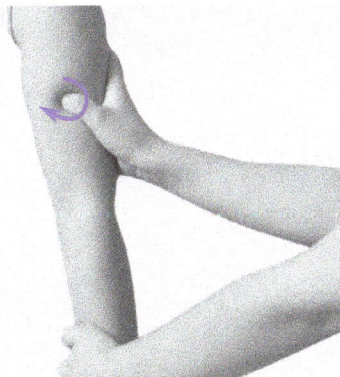

图 4-42 点揉臂臑

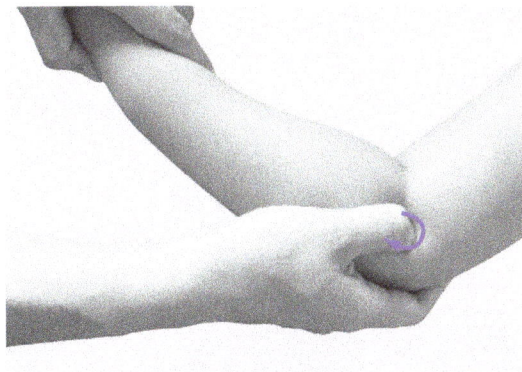

图 4-43 点揉曲池

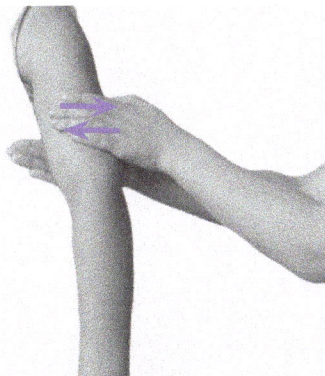

图 4-44 搓上肢

下肢瘫痪者加：

（1）拿揉下肢：患儿俯卧位，术者站在患儿的侧方，一手按住患肢，另一手拿揉该患肢，从上到下，反复操作1分钟。施术时动作要和缓，指力要吸定于患儿皮肤，力量要深透，紧推慢移，切不可摩擦皮肤，压力均匀，动作协调有节律。（图4-45）

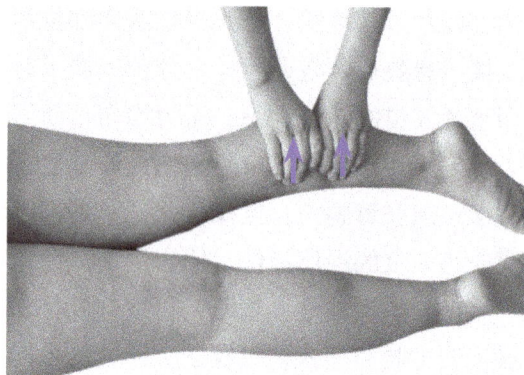

图4-45　拿揉下肢

（2）点揉环跳、：患儿俯卧位，术者站在患儿的侧方，一手按住患肢，另一手点揉该患肢环跳穴，2分钟。施术时动作要和缓，指力要吸定于患儿皮肤，力量要深透达穴位的深层组织，压力均匀，动作要协调有节律。（图4-46）

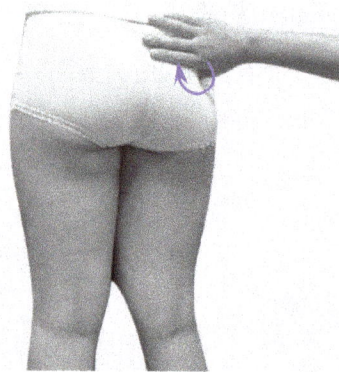

图4-46　点揉环跳

（3）点揉居髎：患儿俯卧位，术者站在患儿的侧方，一手按住患肢，另一手点揉该患肢居髎穴，2分钟。施术时动作要和缓，指力要吸定于患儿皮肤，力量要深透达穴位的深层组织，压力均匀，动作要协调有节律。（图4-47）

（4）点揉承扶：患儿俯卧位，术者站在患儿的侧方，一手按住患肢，另一手点揉该患肢承扶穴，2分钟。施术时动作要和缓，指力要吸定于患儿皮肤，力量要深透达穴位的深层组织，压力均匀，动作要协调有节律。（图4-48）

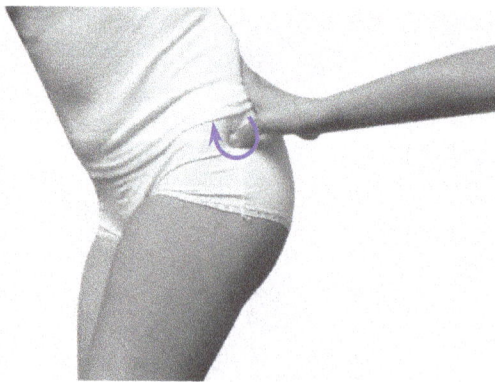

图4-47　点揉居髎

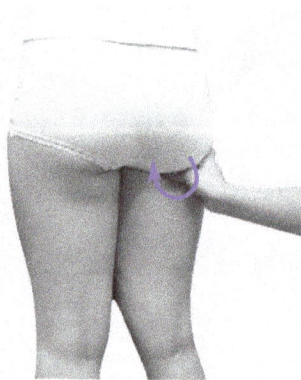

图4-48　点揉承扶

（5）点揉委中：患儿俯卧位，术者站在患儿的侧方，一手按住患肢，另一手点揉该患肢委中穴，2分钟。施术时动作要和缓，指力要吸定于患儿皮肤，力量要深透达穴位的深层组织，压力均匀，动作要协调有节律。（图4-49）

（6）搓下肢：患儿俯卧位，术者站在患儿的侧方，双手掌相对用力，作相反方向的快速搓动，从上到下，再从下到上，反复操作1分钟结束下肢的治疗。施术时动作要快而有节奏，用力要对称，紧推慢移，力量要深透，手掌不可摩擦患儿皮肤。（图4-50，图4-51）

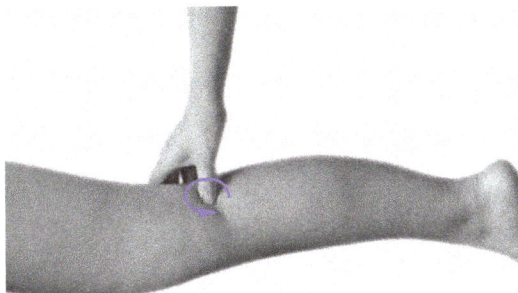

图4-49 点揉委中

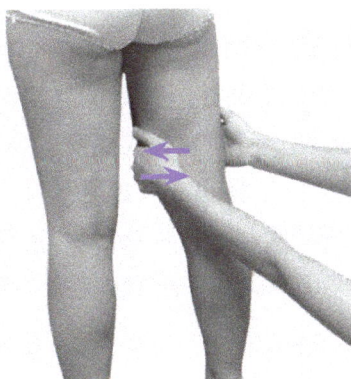

图4-50 搓下肢1

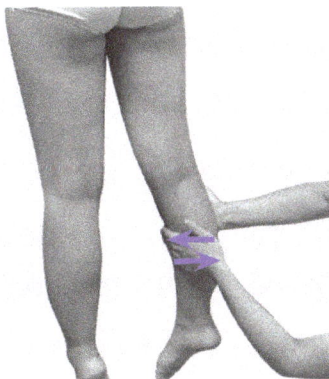

图4-51 搓下肢2

小贴士 TIPS

本病要坚持长期治疗，轻者一年，重者二三年才能取得明显效果，但几乎不可能完全恢复正常；保证患儿充足的营养、合理的教育和合适的功能训练（包括动作训练、语言训练和预防肌肉挛缩的措施）；惊厥癫痫发作时立刻给以止痉药物或抗癫痫药物治疗；多鼓励患儿，不可歧视，以免产生孤独和自卑感。

第四节　儿童多动症

儿童多动症，又称轻微脑功能失调，是一组以过度活动和注意力难以集中为主要表现，包括易冲动和情绪不稳等临床征象的综合征。可归入中医学"脏躁"、"躁动"的范畴。

☺ 临床表现

（1）动作过多。上课时小动作不断，严重者教室内尖叫、跑蹿。个别患儿动作笨拙。

（2）注意力不集中。课堂上经常走神，或外表安静实则胡思乱想、听而不闻。做事时注意力仅能集中一小段时间，因此常不能完成作业，虎头蛇尾。

（3）情绪易冲动。情绪不稳，易于激动、不安，经常惹事，个别患儿出现听觉、视觉障碍，不能分辨相似的声音。

（4）根据临床表现的不同可分为以下几个类型：①肝肾阴亏型：思想涣散，易于忘事，梦多寐少，五心烦热，面部烘热，烦躁不安或郁郁不乐，动作笨拙，多动多语，兴趣多变，唇舌干红，舌红少苔或无苔，指纹鲜红。②心脾两虚型：记忆力差，思想不专，神情呆钝，动作迟缓，反应慢，忘事较快，形体瘦弱，面黄少华或萎黄，纳呆食少，大便溏薄或秘结。舌淡苔少，指纹淡红。③心肝火盛型：急躁易怒，暴戾不驯，行为冲动，固执乖僻，多语不休，言语动作不避亲疏，口干喜冷饮，时有头晕目眩，舌红苔黄，指纹紫红。④痰热内扰型：烦躁不安，多动不宁，反复无常，胸闷脘痞腹胀，口中热臭，吐痰黄稠或有块，小便赤涩。舌红，苔黄黏腻，指纹色红。

☺ 按摩治疗小窍诀

（1）补脾经：患儿仰卧位，术者站在患儿的侧方，一手扶住患儿的前臂，另一手以拇指罗纹面在患儿拇指末节罗纹面上做顺时针方向的旋转推动，也可以将患儿拇指屈曲，术者以拇指罗纹面循患儿拇指桡侧边缘向掌根方向直推，统称"补脾经"，反复操作100次。（图4-52，图4-53）

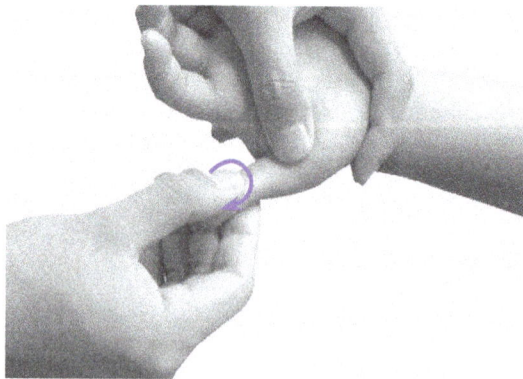

图4-52　补脾经1

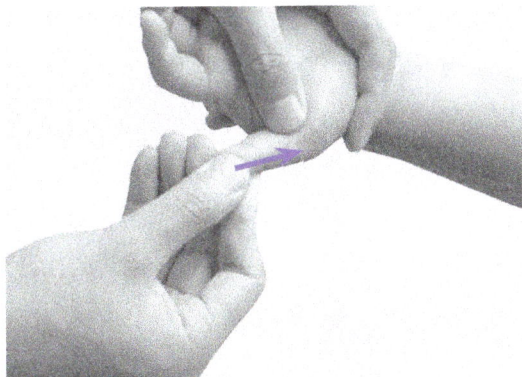

图 4-53 补脾经 2

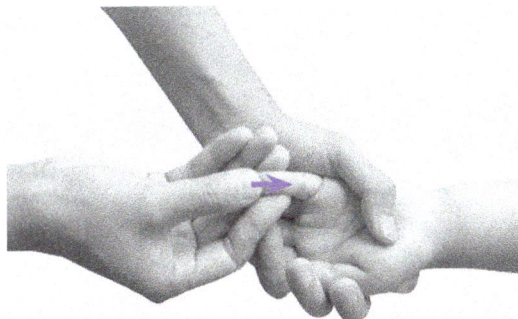

图 4-54 推肾经

(2) 推肾经：患儿仰卧位，术者站在患儿的侧方，一手扶住患儿的前臂，另一手以拇指罗纹面从患儿小指指尖向其指根方向直推，称为"推肾经"，反复操作 200 次。(图 4-54)

(3) 摩腹：患儿仰卧位，术者站在患儿的侧方，将手掌轻放于患儿腹部，沉肩垂肘，以前臂带动腕，按照左上腹、右上腹、右下腹、左下腹的顺序做环形而有节律的抚摩约 5 分钟。用力宜轻不宜重，速度宜缓不宜急。在摩腹之前可以在患儿腹部涂上适量滑石粉，以免摩腹过程中损伤患儿皮肤。(图 4-55，图 4-56，图 4-57)

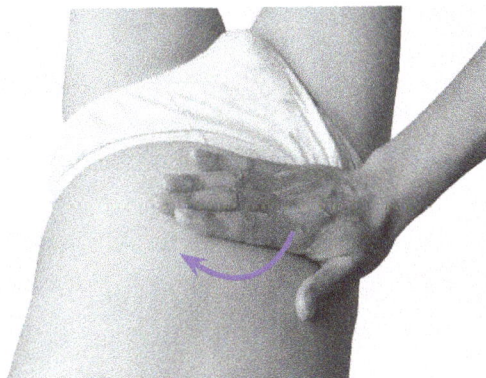

图 4-55 摩腹 1

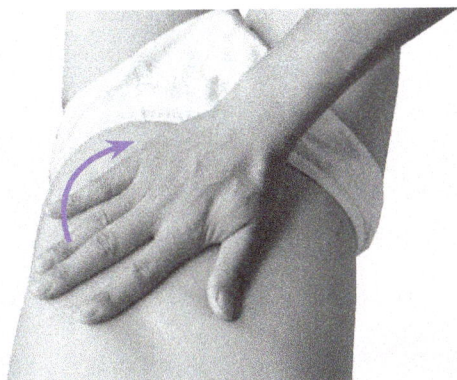

图 4-56 摩腹 2

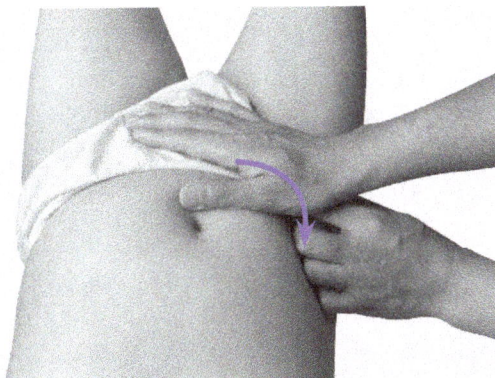

图 4-57 摩腹 3

（4）揉足三里：患儿仰卧位，术者站在患儿的侧方，以一手拇指于患儿足三里穴上，施以点揉法3分钟。施术时以拇指指端吸定于足三里穴上，以肢体的近端带动远端作带动深层组织小幅度环旋揉动，压力要均匀，动作要协调有节律。（图4-58）

（5）揉三阴交：患儿正坐位，术者站在患者的前方，一手托住患儿小腿，另一手拇指点按于患儿内踝上三寸处，即三阴交穴，施以点揉法3分钟。术者以拇指指端吸定于三阴交穴上，以肢体的近端带动远端作带动深层组织小幅度的环旋揉动，压力要均匀，动作要协调有节律。（图4-59）

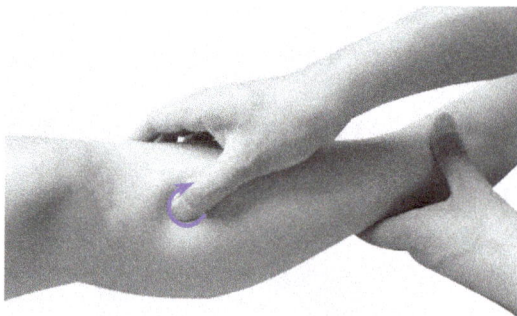
图 4-58 揉足三里

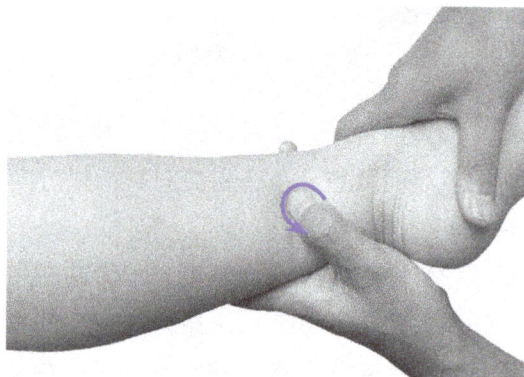
图 4-59 揉三阴交

（6）捏脊：患儿俯卧位，术者双手示指抵于背脊之上，再以两手拇指伸向示指前方，合力挟住肌肉，捏起，采用示指向前拇指后退之翻卷动作，二手交替向前移动。自长强穴起一直捏到大椎穴为1次。如此反复操作5～6次。注意要直线捏，所捏皮肤的厚、薄、松、紧应适宜，捏拿速度要适中，动作轻快、柔和，避免肌肤从手指尖滑脱。（图4-60，图4-61）

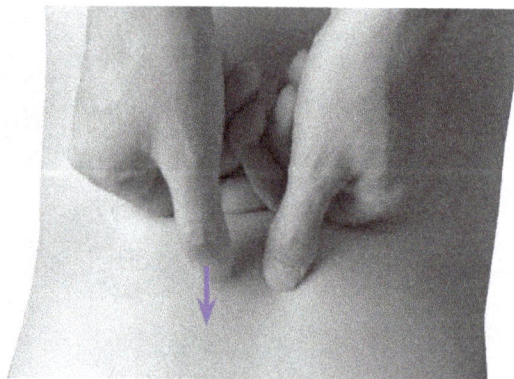
图 4-60 捏脊 1

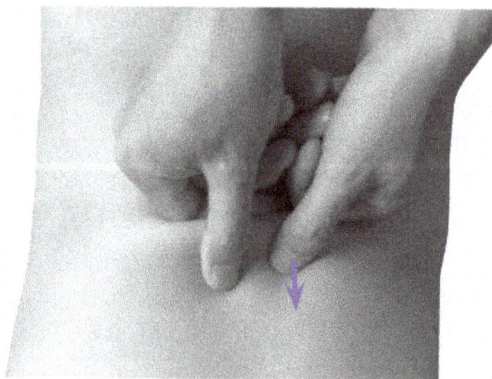
图 4-61 捏脊 2

（7）揉涌泉：患儿仰卧位，术者站在患儿的侧方，一手托住患儿足跟，另一手以拇指罗纹面揉患儿涌泉穴 50～100 次。（图 4-62）

肝肾阴亏型和心脾两虚型可按上述基本方法进行治疗，其他两型则可配伍以下手法治疗。

心肝火盛型配伍手法：

（1）揉小天心：患儿仰卧位，术者站在患儿的侧方，一手托住患儿的前臂，使其掌心向上，另一手以拇指罗纹面在患儿手掌大小鱼际交界的凹陷处按揉为"揉小天心"，反复操作 300 次。注意用力均匀，力度适中，以患儿可以忍受为度。（图 4-63）

（2）清肝经：患儿抱坐位或仰卧位，术者站在患儿的侧方，一手扶住患儿的前臂，另一手以拇指罗纹面从患儿示指末节罗纹面向指根方向直推，称为"清肝经"，反复操作 100 次。（图 4-64）

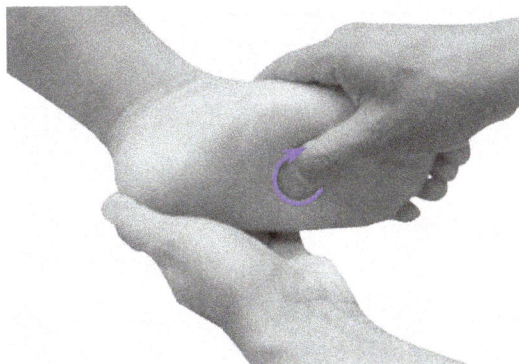

图 4-62 揉涌泉

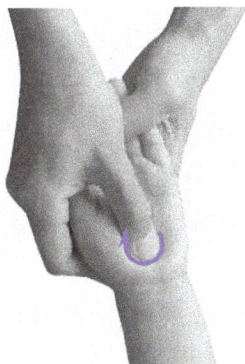

图 4-63 揉小天心

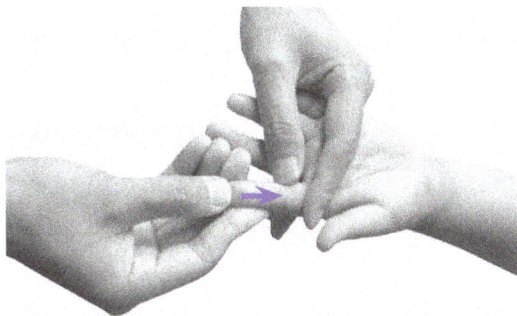

图 4-64 清肝经

（3）清心经：患儿仰卧位，术者站在患儿的侧方，一手扶住患儿的前臂，另一手以拇指罗纹面从患儿中指末节罗纹面向指根方向直推，称为"清心经"，反复操作 200 次。（图 4-65）

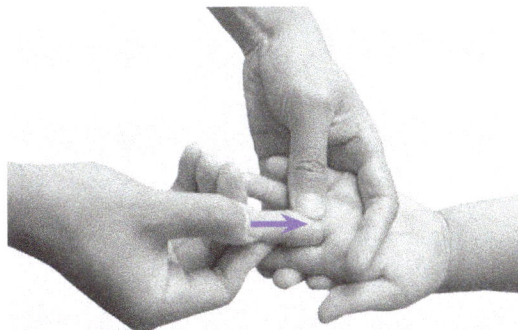

图 4-65 清心经

痰热内扰型配伍手法：

（1）清天河水：患儿仰卧位，术者站在患儿的侧方，一手扶住患儿的前臂，另一手以示指、中指罗纹面沿着患儿前臂正中自腕推向肘部，称为"清天河水"，反复操作100次。注意着力部位要紧贴皮肤，压力适中，做到轻而不浮，重而不滞。应沿着直线推动。（图4-66，图4-67，图4-68）

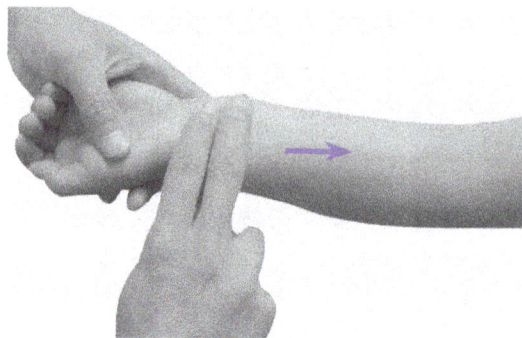

图4-66 清天河水1

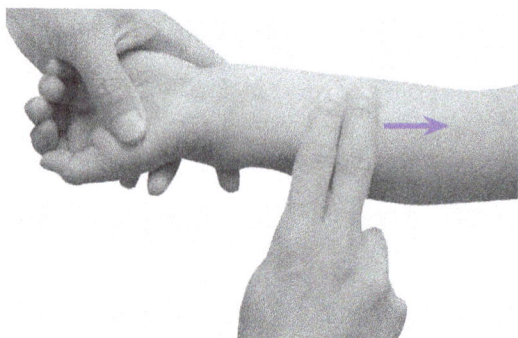

图4-67 清天河水2

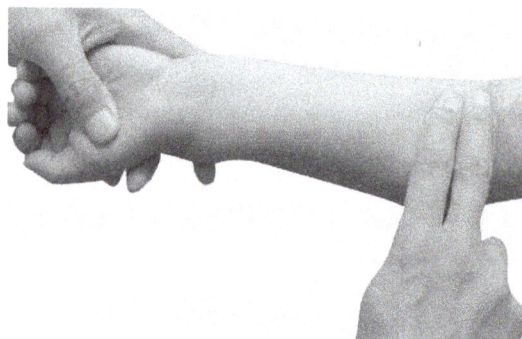

图4-68 清天河水3

（2）退六腑：患儿仰卧位，术者站在患儿的侧方，一手扶住患儿的前臂，另一手以拇指或示、中指指面沿着患儿前臂尺侧，从患儿的肘部向腕部直推，称为"退六腑"，反复操作300次。在推动的过程中，要注意指面要紧贴患儿的皮肤，压力要适中。（图4-69，图4-70）

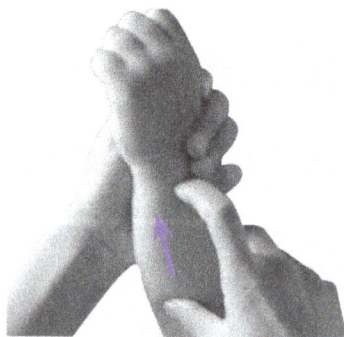

图4-69 退六腑1

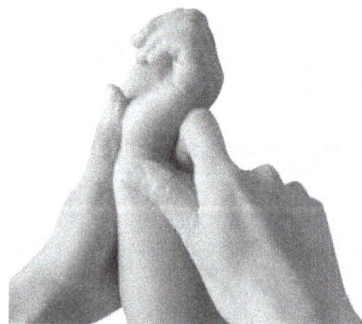

图4-70 退六腑2

小贴士 TIPS

使患儿建立规律的学习生活习惯，以鼓励的方式帮助患儿，要有耐心，绝不可一味责怪或打骂。

第五章

其 他

第一节　小儿高热惊厥

小儿时期常见的急重病证，以临床出现高热、抽搐、昏迷为主要症状。发病年龄以1～5岁多见。来势急骤，病情危急，发病率高，四季皆有。又称"小儿急惊风"。

☺ 临床表现

（1）高热多在39℃以上，发病突然，头向后仰，意识丧失，两眼球向上翻视或斜视，口吐白沫，面部和四肢肌肉强直性或阵发性痉挛抽搐。

（2）发作严重或持久者，可出现面红唇赤、指甲青紫，喉部痰声"咕咕"作响，甚至窒息而危及生命。

（3）有接触疫疠之疾或暴受惊恐史。

☺ 按摩治疗小窍诀

（1）掐人中：患儿抱坐位或仰卧位，术者站在患儿的侧方，一手扶住患儿头部以固定，另一手以拇指指甲掐人中穴数次至患儿苏醒为度。（图5-1）

（2）掐合谷：患儿抱坐位或仰卧位，术者站在患儿的侧方，一手扶住患儿的前臂，另一手以拇指指甲掐揉患儿合谷穴至苏醒为度。（图5-2）

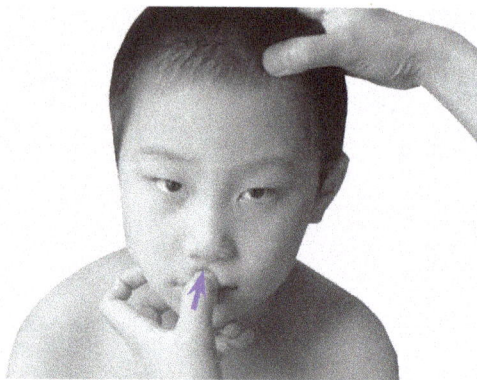

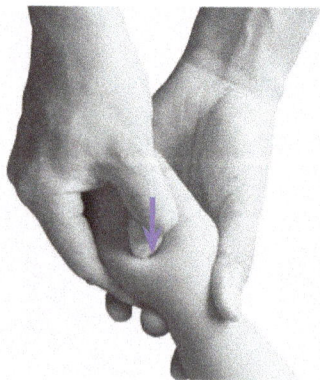

◄ ► 图5-1　掐人中 ◄ ►　　　　◄ ► 图5-2　掐合谷 ◄ ►

（3）揉承山：患儿俯卧位，术者站在患儿的侧方，一手扶住患儿的小腿，另一手拇指按压住承山穴后点揉2分钟。（图5-3）

（4）拿肩井：患儿正坐位，术者站于患儿后方，将双手分别置于双侧肩井部，以拇指与余四指指腹的对合夹力施用提拿法，以患儿能耐受为度，反复10～20遍。拿时注意前臂放松，手掌空虚，提拿的方向要与肌腹垂直。（图5-4）

（5）清心经：患儿仰卧位，术者站在患儿的侧方，一手扶住患儿的前臂，另一手以拇指罗纹面从患儿中指末节罗纹面向指根方向直推，称为"清心经"，反复操作100次。（图5-5）

（6）清肺经：患儿仰卧位，术者站在患儿的侧方，一手扶住患儿的前臂，另一手以拇指罗纹面从患儿环指末节罗纹面向其指根方向直推，称为"清肺经"，反复操作100次。注意做推法时力量要均匀，着力部位要紧贴患儿皮肤沿直线推。（图5-6）

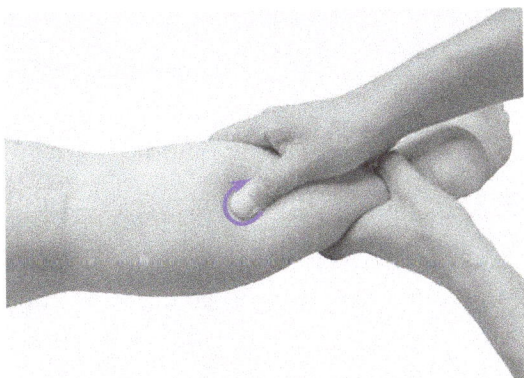

图5-3 揉承山

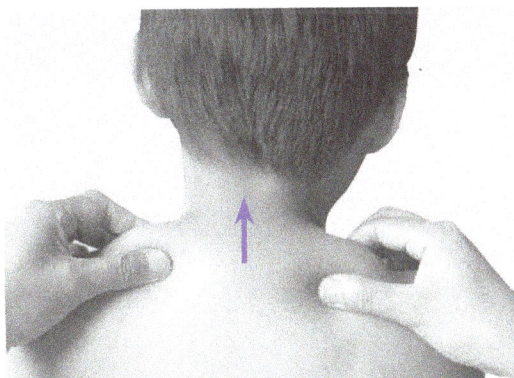

图5-4 拿肩井

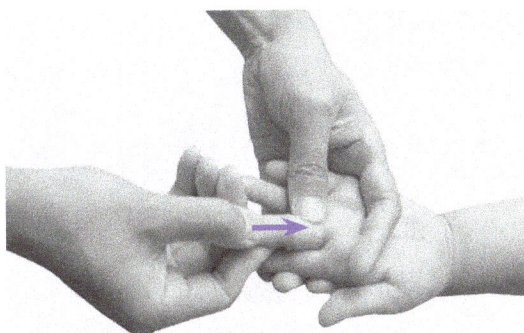

图5-5 清心经

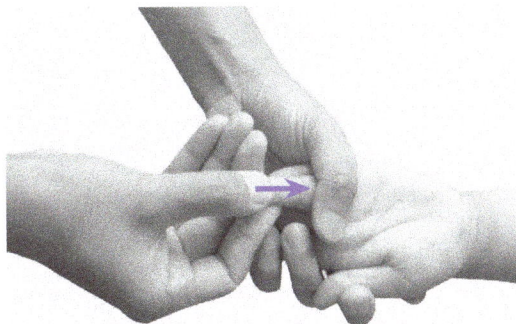

图5-6 清肺经

（7）清肝经：患儿抱坐位或仰卧位，术者站在患儿的侧方，一手扶住患儿的前臂，另一手以拇指罗纹面从患儿示指末节罗纹面向指根方向直推，称为"清肝经"，反复操作100次。（图5-7）

（8）清大肠：患儿抱坐位或仰卧位，术者站在患儿的侧方，一手扶住患儿的前臂，另一手以拇指罗纹面在患儿示指桡侧缘，自虎口向示指尖直推100次。（图5-8）

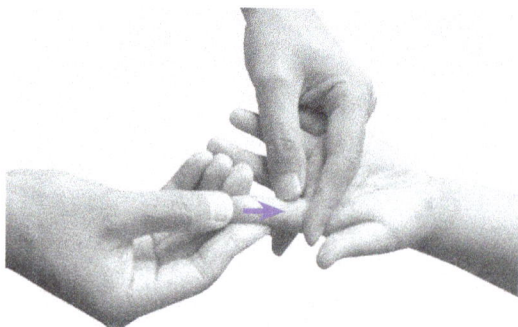 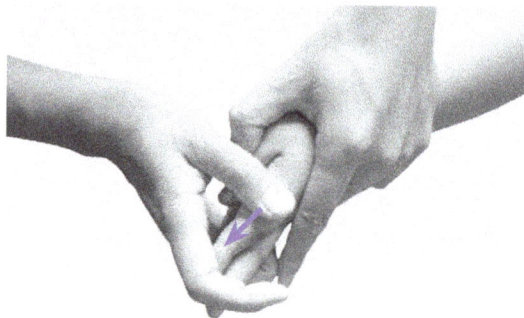

　▸ 图5-7　清肝经 ◂　　　　　　　　　　　　　　▸ 图5-8　清大肠 ◂

（9）退六腑：患儿仰卧位，术者站在患儿的侧方，一手扶住患儿的前臂，另一手以拇指或示、中指指面沿着患儿前臂尺侧，从患儿的肘部向腕部直推，称为"退六腑"，反复操作200次。在推动的过程中，要注意指面要紧贴患儿的皮肤，压力要适中。（图5-9，图5-10）

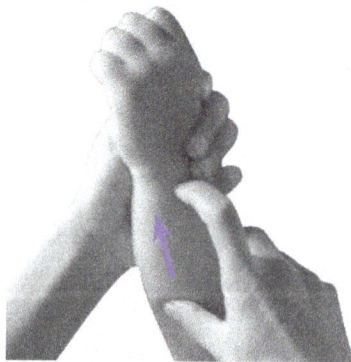 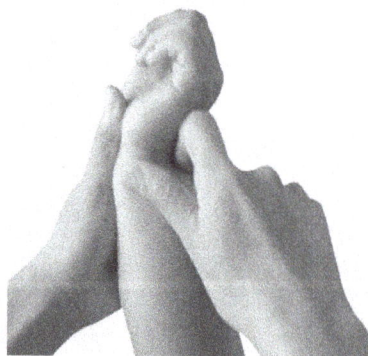

　▸ 图5-9　退六腑1 ◂　　　　　　　　　　　　　　▸ 图5-10　退六腑2 ◂

（10）揉足三里：患儿仰卧位，术者站在患儿的侧方，以一手拇指于患儿足三里上，施以点揉法5分钟。施术时以拇指指端吸定于足三里穴上，以肢体的近端带动远端作带动深层组织小幅度环旋揉动，压力要均匀，动作要协调有节律。（图5-11）

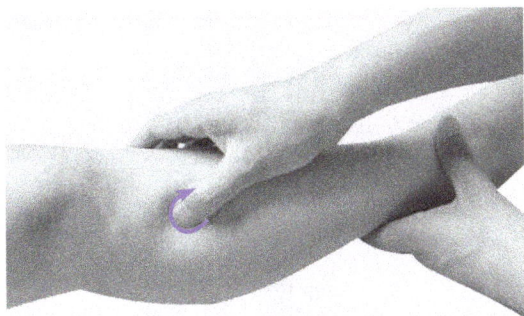

图5-11 揉足三里

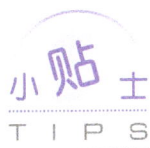

小贴士
TIPS

(1) 饮食宜清淡，多吃新鲜蔬菜和水果，忌食油腻、辛辣、刺激的食品；

(2) 小儿高热惊厥是一种危急重症，经手法治疗缓解后，还应送往医院进一步检查治疗。

第二节　小儿暑热症

暑热症是婴幼儿时期一种常见的季节性疾病，以入夏后长期发热、口渴多饮、多尿、汗闭为特征，因其发病于夏季，故又称小儿夏季热。

☺ 临床表现

(1) 该病主要发生在盛夏时节，好发于 2 ~ 5 岁的体弱儿童。

(2) 以入夏以后，长期发热、口渴多饮、多尿、汗闭为特征。体温可高达38 ~ 40℃，一般午后较高，清晨较低，体温与气候有密切关系，天气愈热，体温愈高，天气转凉，体温亦随之下降。

(3) 病程可长达二三个月，甚至更长，但在秋凉后症状能自行消退，在发病期如无其他兼证，一般预后良好。

(4) 体征及实验室检查无特殊异常。

(5) 根据临床不同的阶段，可有如下临床表现：①初期兼表证：恶寒发热，无汗，头痛项强，口渴多饮，尿多，伴鼻塞，流涕，咳嗽，喉痒，咽喉红肿疼痛，舌淡红，苔薄白，指纹浮紫等类似感冒的症状。②中期伤气：发热持续不退，汗闭，口渴多饮，多尿，少气乏力，精神欠佳，烦躁不安，啼哭不止，面色潮红，食欲不振，舌尖红舌根黄，指纹淡紫。③后期气阴两虚：发热持久不退，精神疲乏，少气无力，精神不振，面色㿠白少华，烦躁不安，口渴，自汗盗汗，小便量多，食欲减退，大便溏薄，小便黄赤，舌红绛少津，指纹鲜红。

☺ 按摩治疗小窍诀

1. 基本手法

（1）拿揉风池：患儿坐位，术者站在患儿的后方，一手扶住患儿前额，另一手以拇、食二指罗纹面相对用力拿揉患儿风池穴，反复操作2分钟。注意本法操作时不可过度用力，以免引起小儿不适。（图5-12）

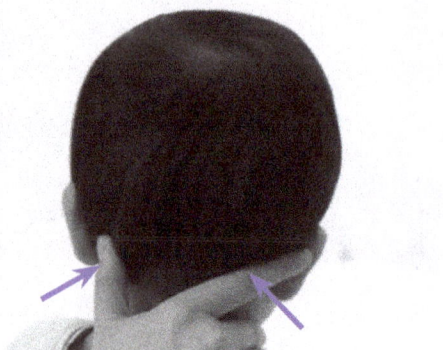

— · ▸ 图5-12　拿揉风池 ◂ · —

（2）清天河水：患儿仰卧位，术者站在患儿的侧方，一手扶住患儿的前臂，另一手以示指、中指罗纹面沿着患儿前臂正中自腕推向肘部，称为"清天河水"，反复操作100次。注意着力部位要紧贴皮肤，压力适中，做到轻而不浮，重而不滞。应沿着直线推动。（图5-13，图5-14，图5-15）

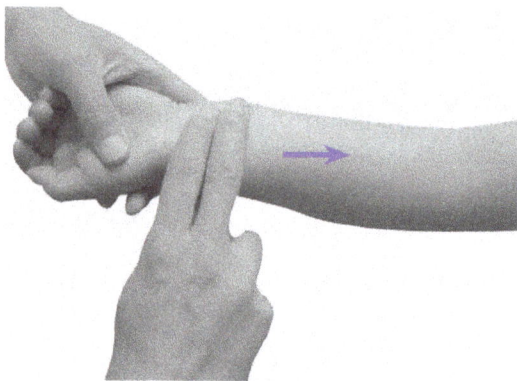

— · ▸ 图5-13　清天河水1 ◂ · —

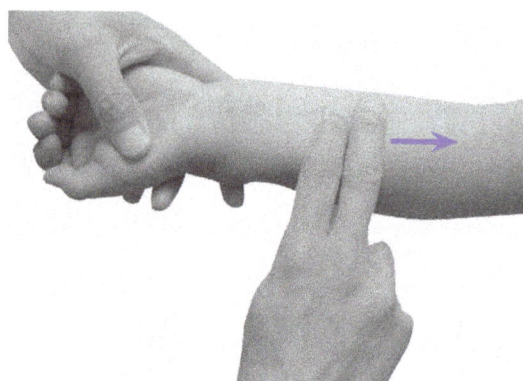

— · ▸ 图5-14　清天河水2 ◂ · —

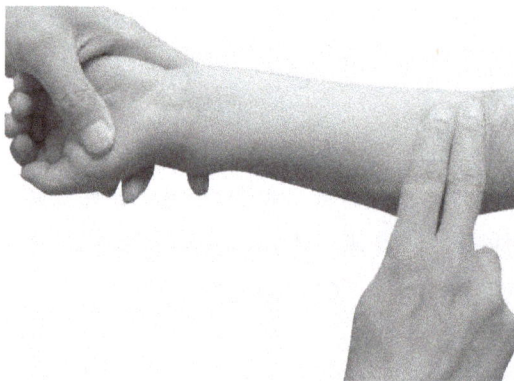

— · ▸ 图5-15　清天河水3 ◂ · —

（3）退六腑：患儿仰卧位，术者站在患儿的侧方，一手扶住患儿的前臂，另一手以拇指或示、中指指面沿着患儿前臂尺侧，从患儿的肘部向腕部直推，称为"退六腑"，反复操作200次。在推动的过程中，要注意指面要紧贴患儿的皮肤，压力要适中。（图5-16，图5-17）

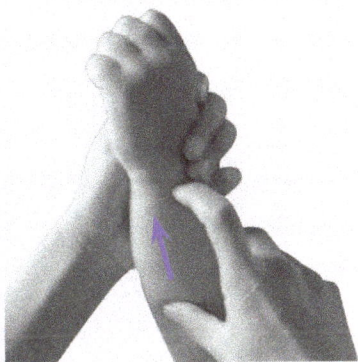

图5-16 退六腑1

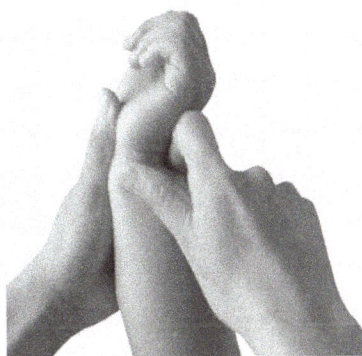

图5-17 退六腑2

（4）推三关：患儿仰卧位，术者站在患儿的侧方，一手扶住患儿的前臂，另一手以拇指桡侧面或示、中指指面沿着患儿前臂桡侧，从患儿的腕部向肘部直推，称为"推三关"，反复操作200次。在推动的过程中，要注意指面要紧贴患儿的皮肤，压力要适中。（图5-18，图5-19，图5-20）

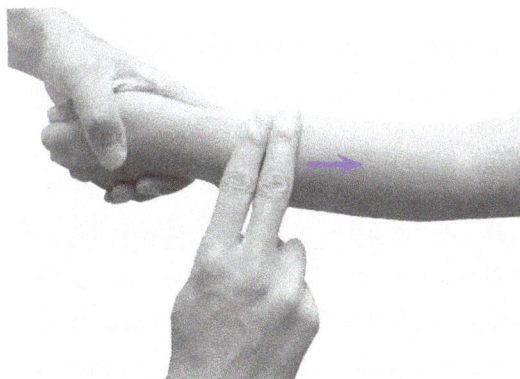

图5-18 推三关1

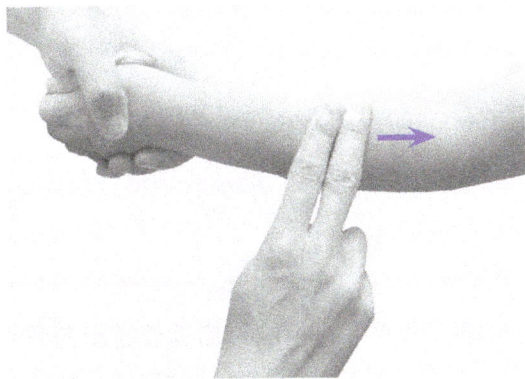

图5-19 推三关2

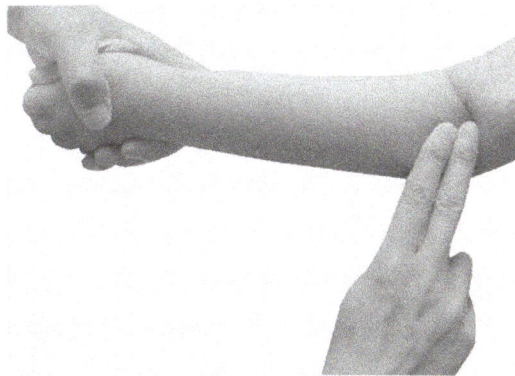

图5-20 推三关3

（5）捏脊：患儿俯卧位，术者双手示指抵于背脊之上，再以两手拇指伸向示指前方，合力挟住肌肉，捏起，采用示指向前拇指后退之翻卷动作，两手交替向前移动。自长强穴起一直捏到大椎穴为1次。如此反复操作5～6次。注意要直线捏，所捏皮肤的厚、薄、松、紧应适宜，捏拿速度要适中，动作轻快、柔和，避免肌肤从手指尖滑脱。（图5-21，图5-22）

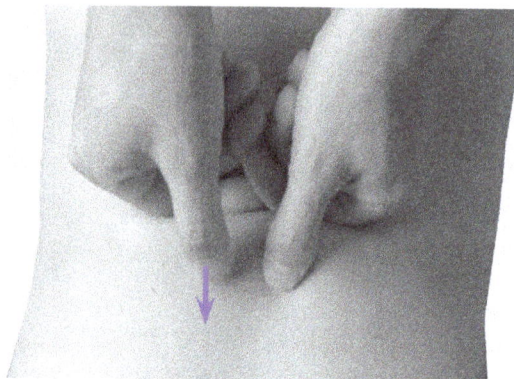
图5-21 捏脊1

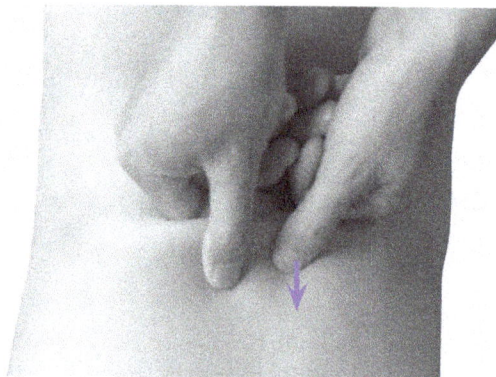
图5-22 捏脊2

2. 初期兼表证者

（1）开天门：患儿仰卧位，术者坐于患儿头前，用两手拇指指腹着力于前额，自印堂（眉心）至神庭做抹法，称为"开天门"，连续做30～50次。施术时以拇指的近端带动远端，做上下单方向移动，其余四指置于患儿头部的两侧相对固定。（图5-23，图5-24）

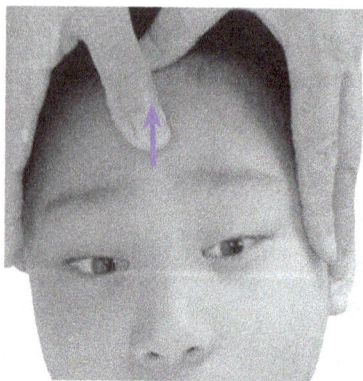
图5-23 开天门1

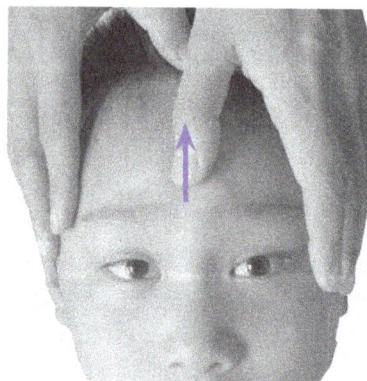
图5-24 开天门2

（2）推坎宫：患儿仰卧位，术者坐于患儿头前，用两手拇指的桡侧面着力于前额，自眉心向眉梢做分推，称为"推坎宫"，连续做30～50次。做此法的时候要注意压力始终，做到轻而不浮，重而不滞，方向要正确。（图5-25，图5-26）

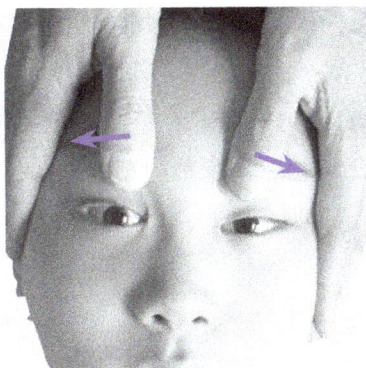

图 5-25 推坎宫 1

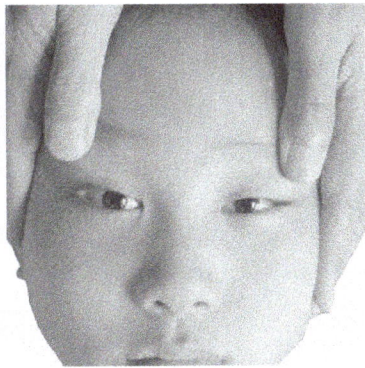

图 5-26 推坎宫 2

（3）揉太阳：患儿仰卧位，术者坐于患儿头前，将两拇指罗纹面紧贴于患儿头部两侧太阳穴处做环旋揉动，其余四指轻扶于患儿脑后，称为"揉太阳"，反复揉 2 分钟。揉动时压力要均匀，动作要协调有节律。（图 5-27）

（4）清肺经：患儿仰卧位，术者站在患儿的侧方，一手扶住患儿的前臂，另一手以拇指罗纹面从患儿环指末节罗纹面向其指根方向直推，称为"清肺经"，反复操作 100 次。注意做推法时力量要均匀，着力部位要紧贴患儿皮肤沿直线推。（图 5-28）

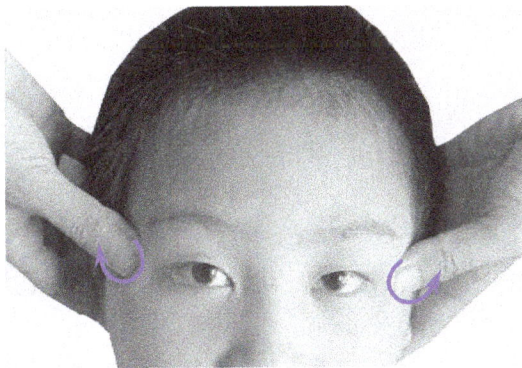

图 5-27 揉太阳

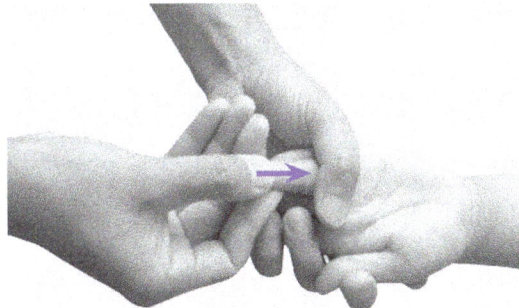

图 5-28 清肺经

（5）揉外劳宫：患儿仰卧位，术者站在患儿的侧方，一手扶住患儿的前臂，另一手以拇指端在患儿外劳宫穴上环旋揉动 300 次。（图 5-29）

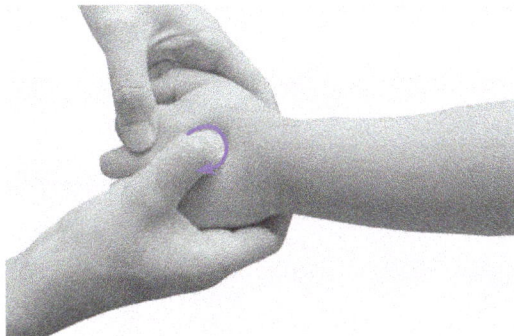

图 5-29 揉外劳宫

3. 中期伤气者

（1）补脾经：患儿仰卧位，术者站在患儿的侧方，一手扶住患儿的前臂，另一手以拇指罗纹面在患儿拇指末节罗纹面上做顺时针方向的旋转推动，也可以将患儿拇指屈曲，术者以拇指罗纹面循患儿拇指桡侧边缘向掌根方向直推，统称"补脾经"，反复操作100次。（图5-30，图5-31）

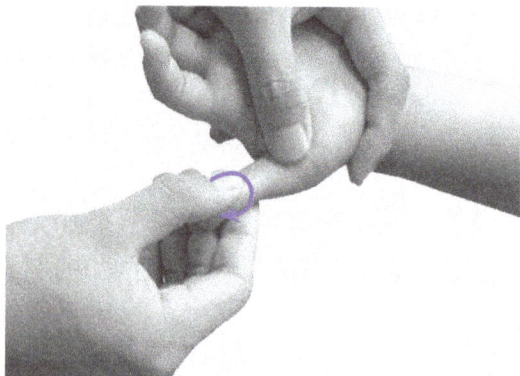

—•◁ 图5-30　补脾经1 ▷•—

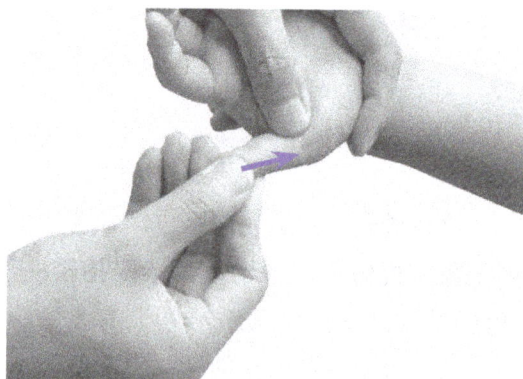

—•◁ 图5-31　补脾经2 ▷•—

（3）揉中脘：患儿仰卧位，术者站在患儿的侧方，将手掌轻放于患儿中脘穴，沉肩垂肘，以前臂带动腕，顺时针、逆时针间隔反复操作，各100下。用力宜轻不宜重，速度宜缓不宜急，随患儿呼吸节律按揉。（图5-32）

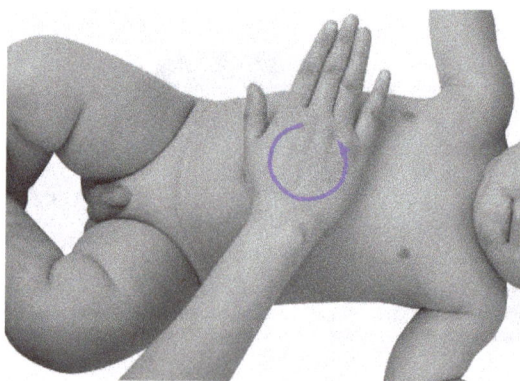

4. 后期气阴两虚者

（1）推肾经：患儿仰卧位，术者站在患儿的侧方，一手扶住患儿的前臂，另一手以拇指罗纹面从患儿小指指尖向其指根方向直推，称为"推肾经"，反复操作100次。注意做推法时力量要均匀，着力部位要紧贴患儿皮肤，沿直线推。（图5-33）

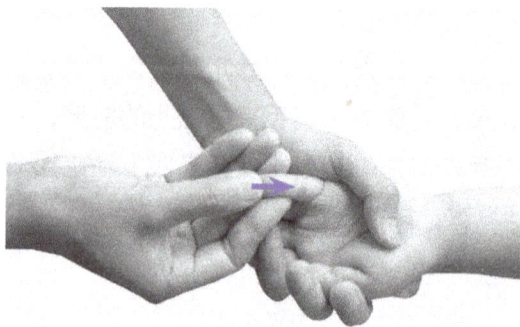

—◁ 图5-32　揉中脘 ▷—

—•◁ 图5-33　推肾经 ▷•—

（2）揉涌泉：患儿仰卧位，术者站在
患儿的侧方，一手托住患儿足跟，另一手
以拇指罗纹面揉患儿涌泉穴 50 ～ 100 次。
（图 5-34）

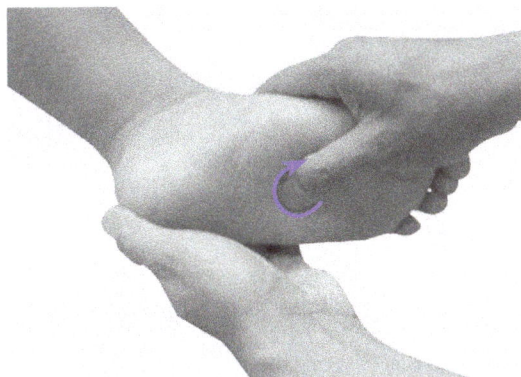

图 5-34 揉涌泉

小贴士
TIPS

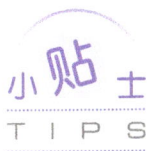

治疗期间要多喝水或新鲜果汁，饮食清淡、易消化；
也可用金银花、杭菊花煎汤代茶饮，可解暑热。

第三节 小儿斜视

斜视是指双眼在注视目标时，一眼的视线偏离目标。斜视常见的有内斜视和外斜视。
俗称"对眼"、"斗鸡眼"、"斜白眼"。

☺ 临床表现

1. 共转性斜视

（1）逐渐发生。

（2）眼球运动无影响，无复视、头昏及代偿性头位。

（3）两眼视力往往差别较大，经常斜视的一眼视力常逐渐减退，时间长久以致功能
减退而出现废用性弱视。

2. 麻痹性斜视

（1）骤然发生。

（2）复视和高度头昏是主要自觉症状，眼球运动障碍，有代偿性倾斜侧头位，斜眼
较健眼的斜视角大。

☺ 按摩治疗小窍诀

（1）揉抹眼眶：患儿仰卧位，术者坐在患儿的头侧，一手扶住患儿的头部，另一手以拇指或中指指腹环绕患儿眼眶反复揉抹 1 分钟至微微发热为度，用力宜轻不宜重，宜缓不宜急。（图 5-35）

（2）点揉印堂、睛明、鱼腰、瞳子髎、球后：患儿坐位或仰卧位，术者坐在患儿的头侧，一手扶住患儿的头部，另一手以拇指或中指指腹点揉印堂、睛明、鱼腰、瞳子髎、球后，每穴各 2 分钟。施术时动作要和缓，用力宜轻不宜重，指力要吸定于患儿皮肤，压力均匀，动作要协调有节律。（图 5-36）

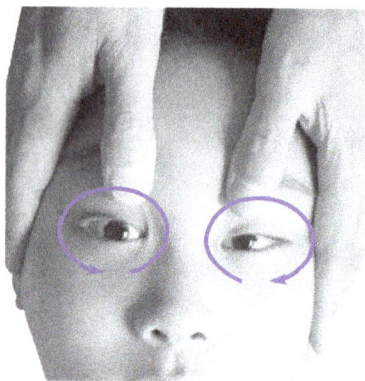

图 5-35 揉抹眼眶

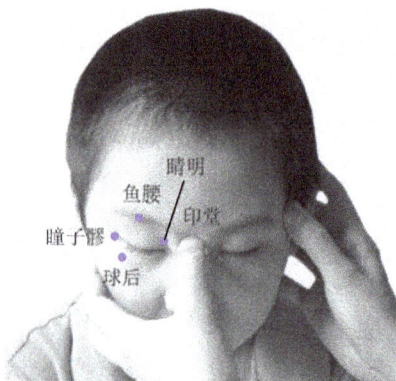

图 5-36 点揉印堂、睛明、鱼腰、瞳子髎、球后

（3）掐合谷：患儿抱坐位或仰卧位，术者站在患儿的侧方，一手扶住患儿的前臂，另一手以拇指指甲掐揉患儿合谷穴。（图 5-37）

（4）清肝经：患儿抱坐位或仰卧位，术者站在患儿的侧方，一手扶住患儿的前臂，另一手以拇指罗纹面从患儿示指末节罗纹面向指根方向直推，称为"清肝经"，反复操作 100 次。（图 5-38）

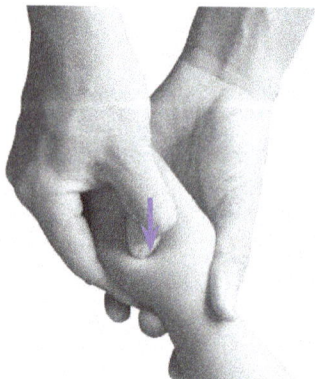

图 5-37 掐合谷

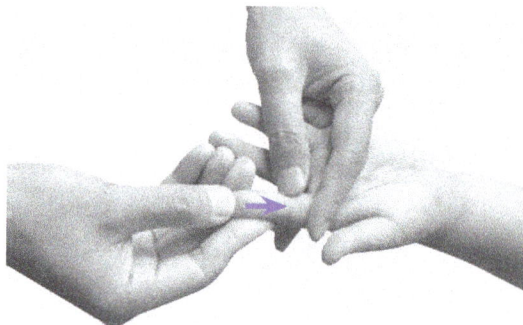

图 5-38 清肝经

（5）推肾经：患儿仰卧位，术者站在患儿的侧方，一手扶住患儿的前臂，另一手以拇指罗纹面从患儿小指指尖向其指根方向直推，称为"推肾经"，反复操作200次。（图5-39）

（6）揉小天心：患儿仰卧位，术者站在患儿的侧方，一手托住患儿的前臂，使其掌心向上，另一手以拇指罗纹面在患儿手掌大小鱼际交界的凹陷处按揉为"揉小天心"，操作300次。注意用力均匀，力度适中，以患儿可以忍受为度。（图5-40）

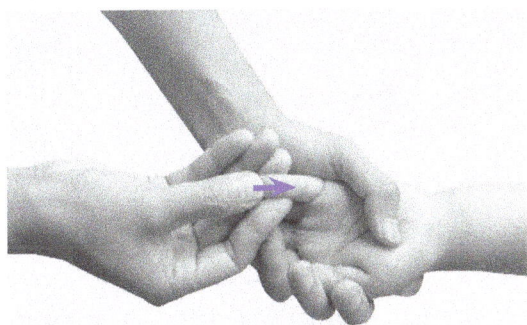

图5-39 推肾经

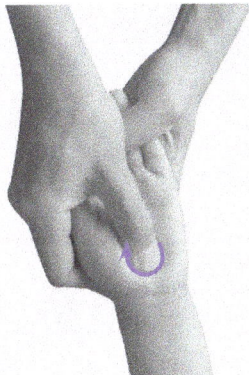

图5-40 揉小天心

（7）推坎宫：患儿仰卧位，术者坐于患儿头前，用两手拇指的桡侧面着力于前额，自眉心向眉梢做分推，称为"推坎宫"，连续做30～50次。做此法的时候要注意压力适中，做到轻而不浮，重而不滞，方向要正确。（图5-41，图5-42）

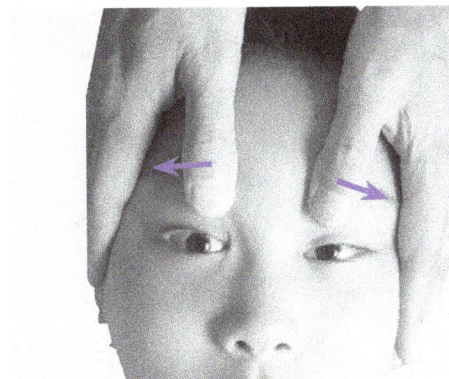

图5-41 推坎宫1

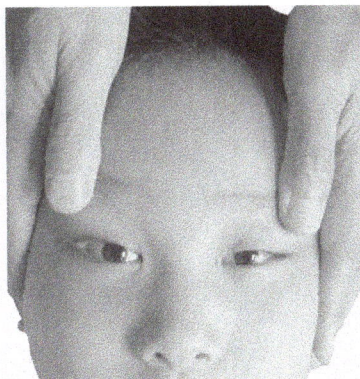

图5-42 推坎宫2

（8）揉太阳：患儿仰卧位，术者坐于患儿头前，将两拇指罗纹面紧贴于患儿头部两侧太阳穴处做环旋揉动，其余四指轻扶于患儿脑后，称为"揉太阳"，反复揉2分钟。揉动时压力要均匀，动作要协调有节律。（图5-43）

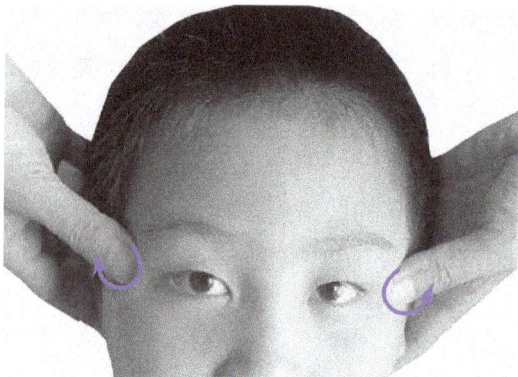

图 5-43 揉太阳

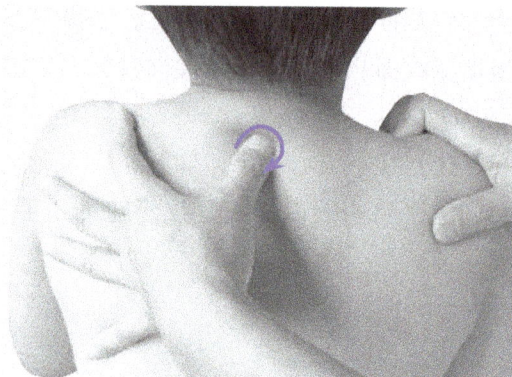

图 5-44 按揉大椎

（9）按揉大椎：患儿正坐位或俯卧位，术者站在患儿的侧方，以一手拇指置于患儿大椎穴上，向下按压同时环旋揉动穴位 2 分钟，注意拇指需吸定于穴位，力度以患儿能耐受为宜。（图 5-44）

（10）捏脊：患儿俯卧位，术者双手示指抵于背脊之上，再以两手拇指伸向示指前方，合力挟住肌肉，捏起，采用示指向前拇指后退之翻卷动作，两手交替向前移动。自长强穴起一直捏到大椎穴为 1 次。如此反复操作 5 ～ 6 次。注意要直线捏，所捏皮肤的厚、薄、松、紧应适宜，捏拿速度要适中，动作轻快、柔和，避免肌肤从手指尖滑脱。（图 5-45，图 5-46）

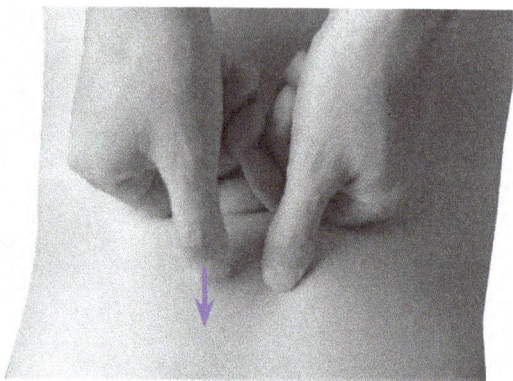

图 5-45 捏脊 1

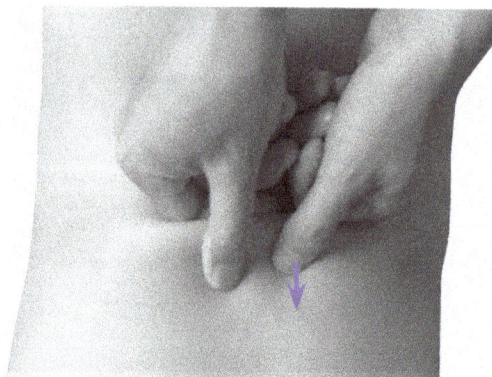

图 5-46 捏脊 2

（11）揉足三里：患儿仰卧位，术者站在患儿的侧方，以一手拇指于患儿足三里上，施以点揉法 3 分钟。施术时以拇指指端吸定于足三里穴上，以肢体的近端带动远端作带动深层组织小幅度环旋揉动，压力要均匀，动作要协调有节律。（图 5-47）

（12）揉涌泉：患儿仰卧位，术者站在患儿的侧方，一手托住患儿足跟，另一手以拇指罗纹面揉患儿涌泉穴 50 ～ 100 次。（图 5-48）

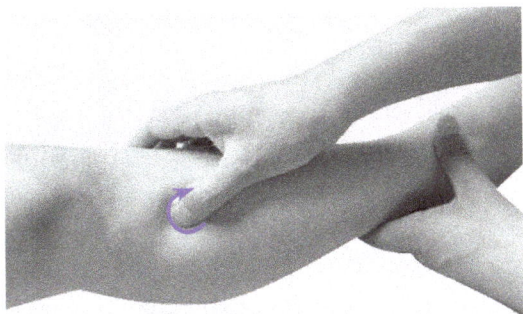

图 5-47 揉足三里

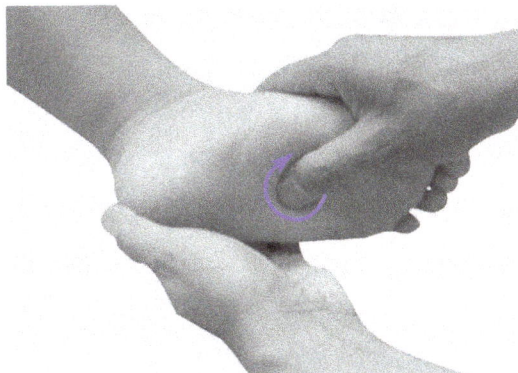

图 5-48 揉涌泉

小贴士 TIPS

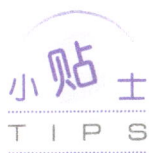

忌食生冷、黏腻、辛辣刺激之品，合理膳食，注意摄入护肝、明目的食品，如枸杞、胡萝卜、羊肝等。

第四节 小儿流涎

小儿流涎，通常称流口水，是指小儿口涎（口水）不自觉地从口角流出，渍于口周。本症一般见于 3 岁以内的小儿。

☺ 临床表现

（1）经常流涎，浸渍两口角及胸前，胸口衣襟被口水浸润常湿。

（2）口唇周围每有发疹潮红。

（3）根据临床表现的不同可分为以下 2 个类型：①脾胃实热：口角流涎，甚则口角红肿溃烂，口涎稠黏味臭，口渴喜饮冷水，大便臭秽或干结，小便短赤，面赤唇红，舌质红，苔黄，指纹紫。②脾胃虚寒：口角流涎，食欲不振，面色无华色白，唇舌色淡，大便溏薄，小便清长，舌淡或胖大，指纹青紫。

☺ 按摩治疗小窍诀

1. 基本手法

（1）摩腹：患儿仰卧位，术者站在患儿的侧方，将手掌轻放于患儿腹部，沉肩垂肘，以前臂带动腕，按照左上腹、右上腹、右下腹、左下腹的顺序做环形而有节律的抚摩约 5 分钟。用力宜轻不宜重，速度宜缓不宜急。在摩腹之前可以在患儿腹部涂上适量滑石粉，以免摩腹过程中损伤患儿皮肤。（图 5-49，图 5-50，图 5-51）

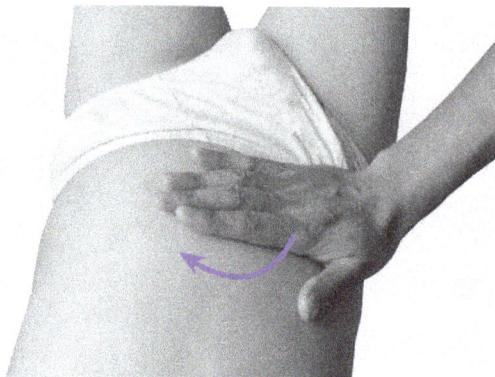

图 5-49　摩腹 1

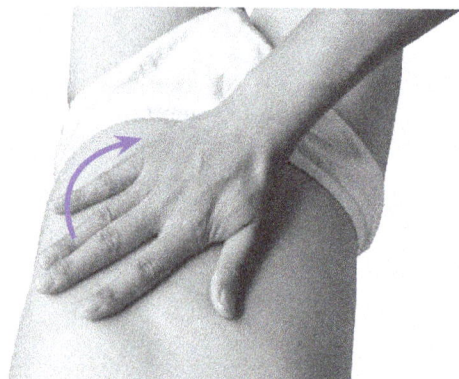

图 5-50　摩腹 2

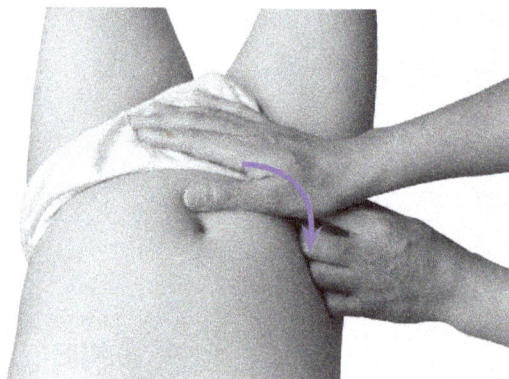

图 5-51　摩腹 3

（2）揉板门：患儿仰卧位，术者站在患儿的侧方，一手扶住患儿的前臂，另一手以拇指罗纹面按揉患儿手掌大鱼际处往返按揉为"揉板门"，反复操作 300 次。（图 5-52）

（3）揉足三里：患儿仰卧位，术者站在患儿的侧方，以一手拇指于患儿足三里上，施以点揉法 3 分钟。施术时以拇指指端吸定于足三里穴上，以肢体的近端带动远端作带动深层组织小幅度环旋揉动，压力要均匀，动作要协调有节律。（图 5-53）

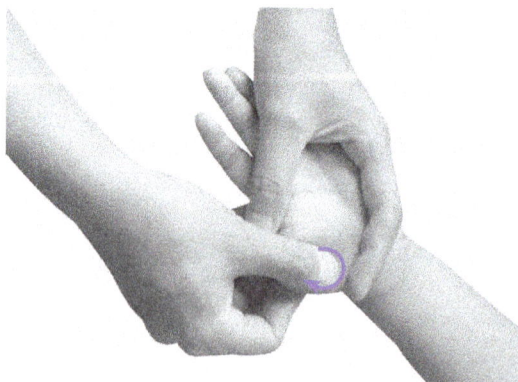

图 5-52　揉板门

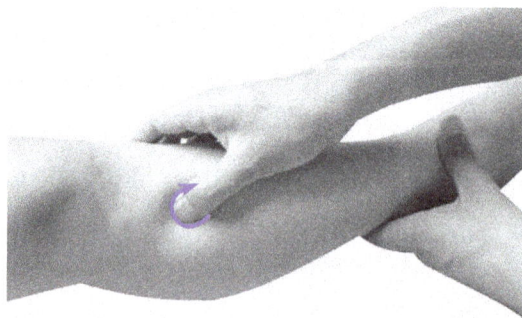

图 5-53　揉足三里

（4）揉三阴交：患儿正坐位，术者站在患者的前方，一手托住患儿小腿，另一手拇指点按于患儿内踝上三寸处，即三阴交穴，施以点揉法3分钟。术者以拇指指端吸定于三阴交穴上，以肢体的近端带动远端作带动深层组织小幅度的环旋揉动，压力要均匀，动作要协调有节律。（图5-54）

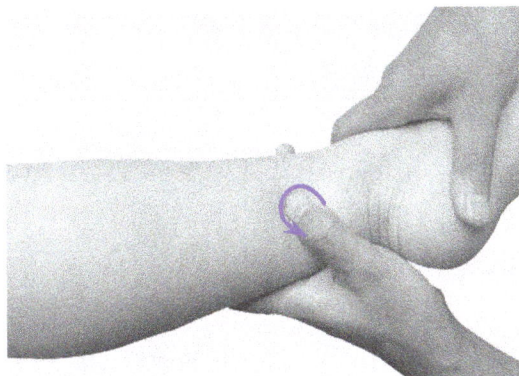

图5-54 揉三阴交

（5）捏脊：患儿俯卧位，术者双手示指抵于背脊之上，再以两手拇指伸向示指前方，合力挟住肌肉，捏起，采用示指向前拇指后退之翻卷动作，二手交替向前移动。自长强穴起一直捏到大椎穴为1次。如此反复操作5～6次。注意要直线捏，所捏皮肤的厚、薄、松、紧应适宜，捏拿速度要适中，动作轻快、柔和，避免肌肤从手指尖滑脱。（图5-55，图5-56）

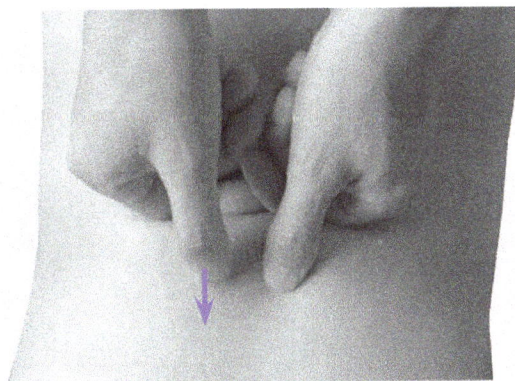

图5-55 捏脊1

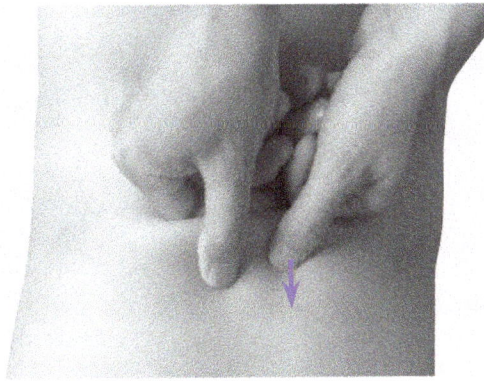

图5-56 捏脊2

（6）揉涌泉：患儿仰卧位，术者站在患儿的侧方，一手托住患儿足跟，另一手以拇指罗纹面揉患儿涌泉穴50～100次。（图5-57）

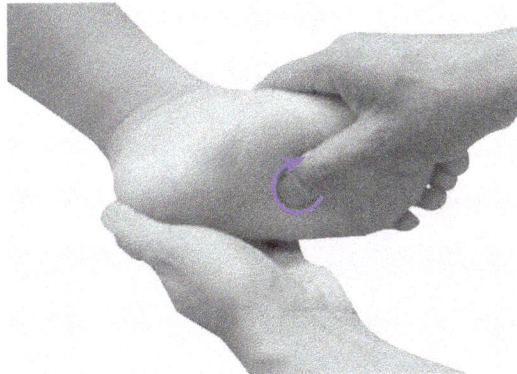

图5-57 揉涌泉

2. 脾胃实热配伍手法

（1）清胃经：患儿仰卧位，术者站在患儿的侧方，一手扶住患儿的前臂，另一手以拇指罗纹面在患儿拇指掌侧第一节向指根方向直推，称为"清胃经"，反复操作300次。（图5-58）

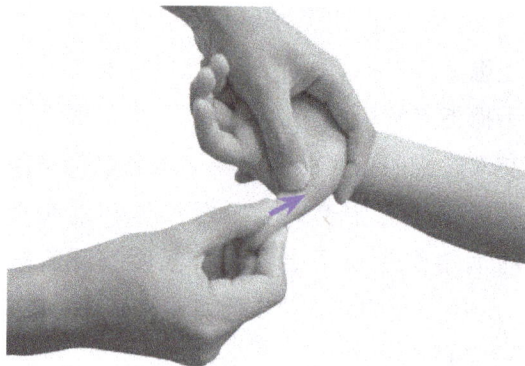

图5-58 清胃经

（2）推大肠：患儿仰卧位，术者站在患儿侧方，一手扶住患儿的前臂，另一手以拇指罗纹面在患儿示指桡侧缘，自指尖到虎口成一直线进行直推。从示指尖直推向虎口为补，称"补大肠"；自虎口直推向示指尖为清，称"清大肠"，两者统称"推大肠"。反复推200次。（图5-59，图5-60）

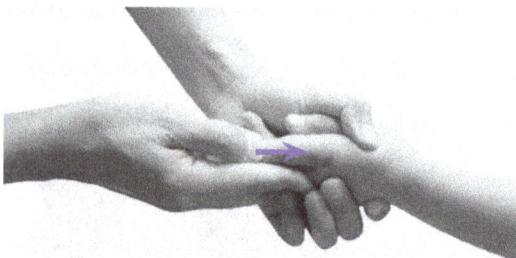

图5-59 补大肠1

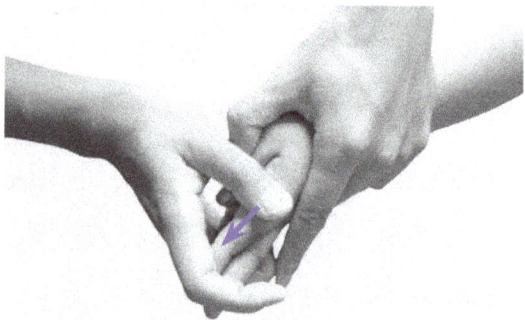

图5-60 清大肠2

（3）清天河水：患儿仰卧位，术者站在患儿的侧方，一手扶住患儿的前臂，另一手以示指、中指罗纹面沿着患儿前臂正中自腕推向肘部，称为"清天河水"，反复操作100次。注意着力部位要紧贴皮肤，压力适中，做到轻而不浮，重而不滞。应沿着直线推动。（图5-61，图5-62，图5-63）

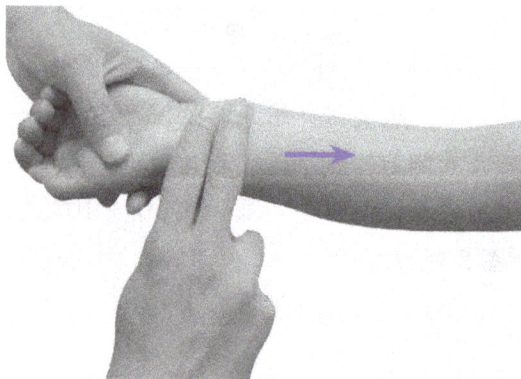

图5-61 清天河水1

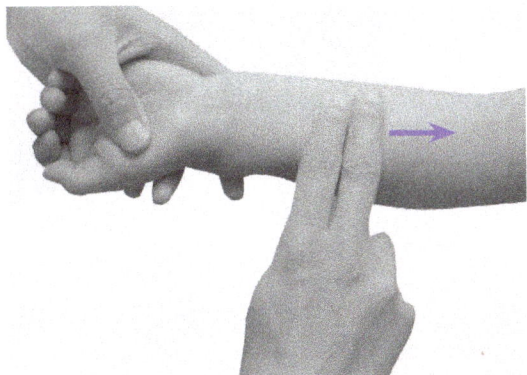

图 5-62　清天河水 2

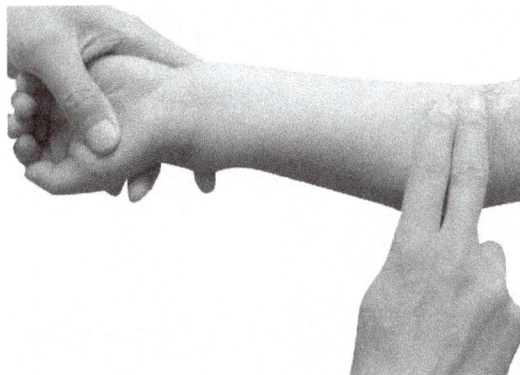

图 5-63　清天河水 3

（4）退六腑：患儿仰卧位，术者站在患儿的侧方，一手扶住患儿的前臂，另一手以拇指或示、中指指面沿着患儿前臂尺侧，从患儿的肘部向腕部直推，称为"退六腑"，反复操作 200 次。在推动的过程中，要注意指面要紧贴患儿的皮肤，压力要适中。对于一切实热证均有效。（图 5-64，图 5-65）

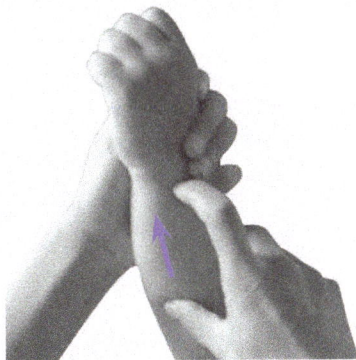

图 5-64　退六腑 1

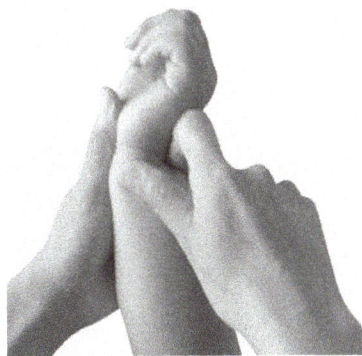

图 5-65　退六腑 2

3. 脾胃虚寒配伍手法

（1）补脾经：患儿仰卧位，术者站在患儿的侧方，一手扶住患儿的前臂，另一手以拇指罗纹面在患儿拇指末节罗纹面上做顺时针方向的旋转推动，也可以将患儿拇指屈曲，术者以拇指罗纹面循患儿拇指桡侧边缘向掌根方向直推，统称"补脾经"，反复操作 100 次。（图 5-66，图 5-67）

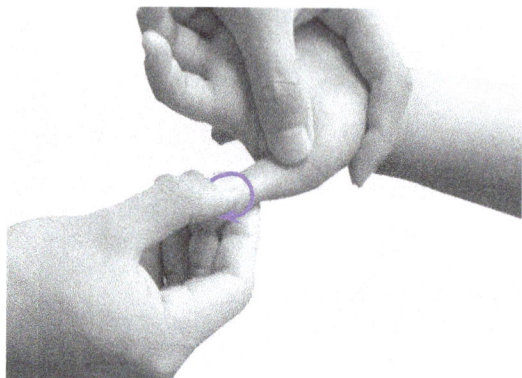

图 5-66 补脾经 1

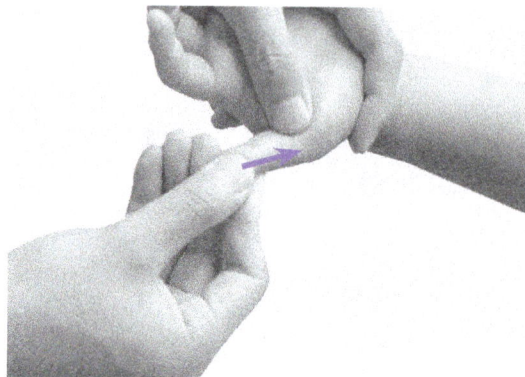

图 5-67 补脾经 2

（2）运内八卦：患儿仰卧位，术者站在患儿的侧方，一手扶住患儿的四指，使其掌心向上，另一手以示、中二指夹住患儿拇指，并以拇指端自患儿掌根处顺时针方向做环形推动，称为"运内八卦"，反复操作100次。操作时宜轻不宜重，宜缓不宜急，在体表旋绕摩擦推动。（图5-68，图5-69，图5-70）

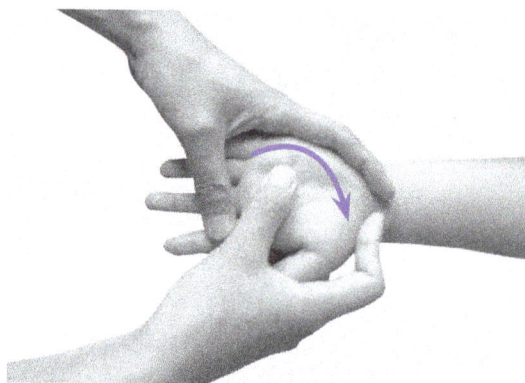

图 5-68 运内八卦 1

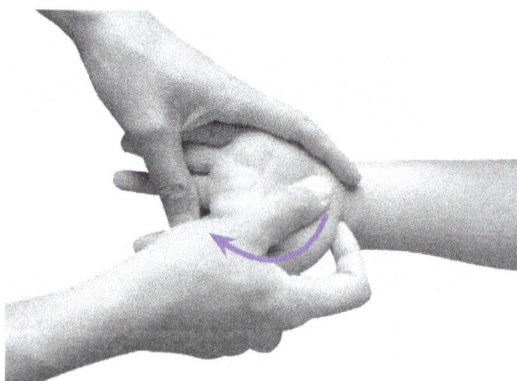

图 5-69 运内八卦 2

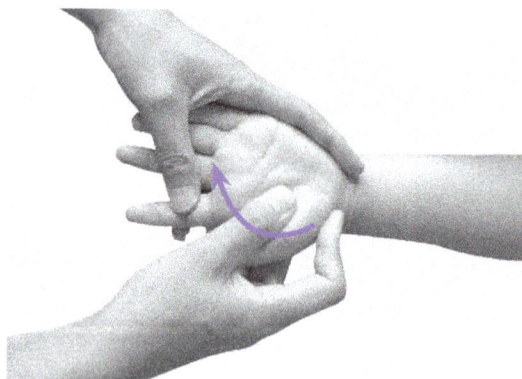

图 5-70 运内八卦 3

（3）推三关：患儿仰卧位，术者站在患儿的侧方，一手扶住患儿的前臂，另一手以拇指桡侧面或示、中指指面沿着患儿前臂桡侧，从患儿的腕部向肘部直推，称为"推三关"，反复操作200次。在推动的过程中，要注意指面要紧贴患儿的皮肤，压力要适中。（图5-71，图5-72，图5-73）

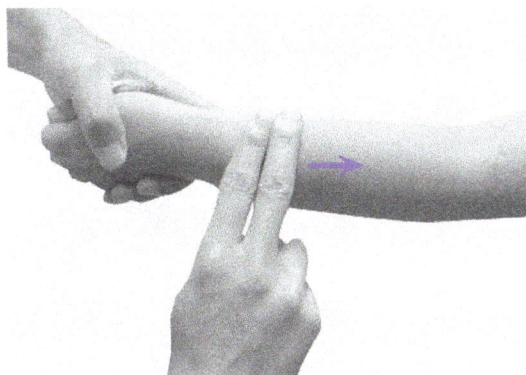

图 5-71　推三关 1

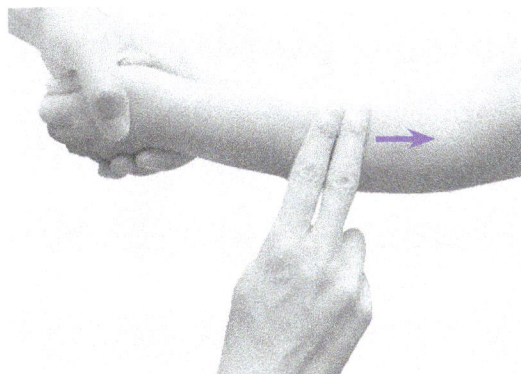

图 5-72　推三关 2

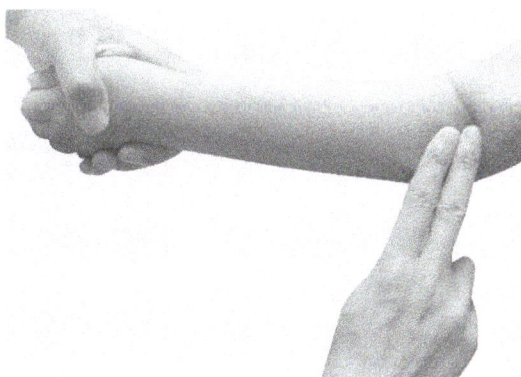

图 5-73　推三关 3

（4）推四横纹：儿童示指、中指、环指、小指掌侧第一指间关节横纹处称为四横纹。操作此法时患儿仰卧位，术者站在患儿的侧方，一手握住患儿的手掌，使其四指伸直并拢，掌心向上，另一手四指并拢从患儿示指横纹处推向小指横纹处为"推四横纹"，操作 100 次。（图 5-74，图 5-75，图 5-76）

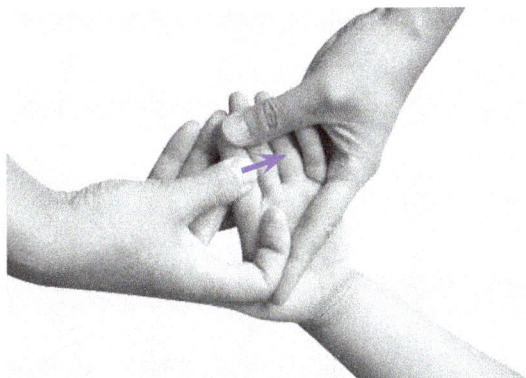

图 5-74　推四横纹 1

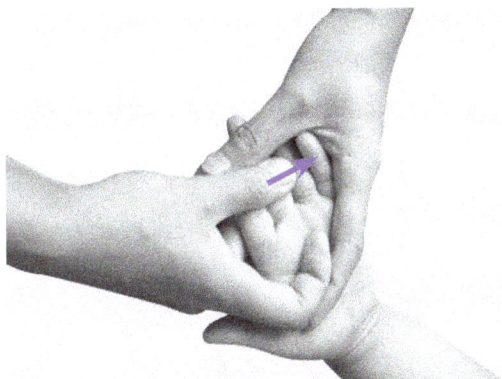

图 5-75　推四横纹 2

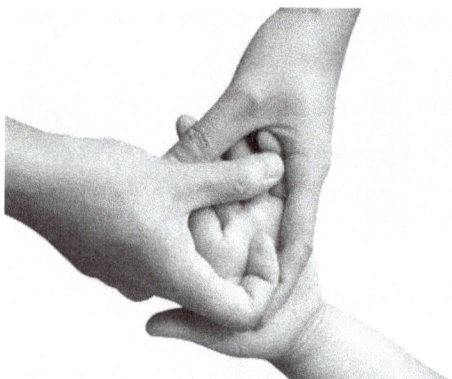

图 5-76　推四横纹 3

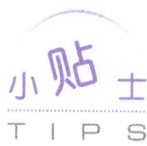

小贴士 TIPS

注意保持口周清洁，用凉淡盐开水清洗局部，重者加用抗生素治疗。

第五节　小儿夜啼

夜啼主要见于婴幼儿，是指婴儿每至夜间，间歇性的高声啼哭，甚至通宵达旦，而白天如正常小儿一样的一种病症。俗称"夜哭郎"。属中医学之"夜啼"的范畴。

☺ 临床表现

（1）本病多见于未满月的出生婴儿，或半岁以内的乳婴儿。

（2）日间如常，夜间啼哭，其形式可为间歇，或持续不已，甚至通宵达旦，或定时啼哭。

（3）根据临床表现的不同，可分为以下 3 种类型：①脾气虚弱：哭声无力，曲腰而啼，睡喜俯卧，面色青白，神疲懒言，反应迟钝，口中气冷，四肢厥冷，不思乳食，大便溏薄或干，唇舌淡白，指纹淡红。②心火热盛：穿衣太厚，过于温暖邪热攻心，哭声高亢，面红心烦，见灯光啼甚，口中气热，身腹俱暖，眼屎过多，大便干，小便黄，舌尖红苔黄，指纹色红。③心胆气虚（惊吓）：日受惊吓，夜间阵发性啼哭，时现恐惧状，惊叫不安，面色晦暗，表情呆钝，遇声即惊，不欲见人，指纹色青。

☺ 按摩治疗小窍诀

1. 基本手法

（1）揉外劳宫：患儿仰卧位，术者站在患儿的侧方，一手扶住患儿的前臂，另一手以拇指端在患儿外劳宫穴上环旋揉动 300 次。（图 5-77）

（2）清胃经：患儿仰卧位，术者站在患儿的侧方，一手扶住患儿的前臂，另一手以拇指罗纹面在患儿拇指掌侧第一节向指根方向直推，称为"清胃经"，反复操作300次。（图5-78）

（3）清肝经：患儿抱坐位或仰卧位，术者站在患儿的侧方，一手扶住患儿的前臂，另一手以拇指罗纹面从患儿示指末节罗纹面向指根方向直推，称为"清肝经"，反复操作100次。（图5-79）

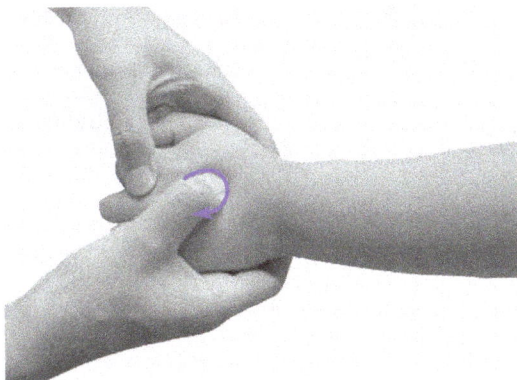

图 5-77 揉外劳宫

（4）补脾经：患儿仰卧位，术者站在患儿的侧方，一手扶住患儿的前臂，另一手以拇指罗纹面在患儿拇指末节罗纹面上做顺时针方向的旋转推动，也可以将患儿拇指屈曲，术者以拇指罗纹面循患儿拇指桡侧边缘向掌根方向直推，统称"补脾经"，反复操作100次。（图5-80，图5-81）

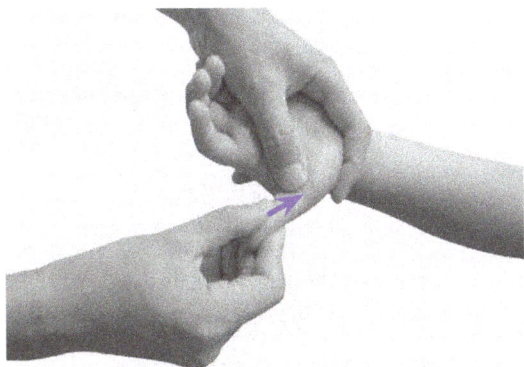

图 5-78 清胃经

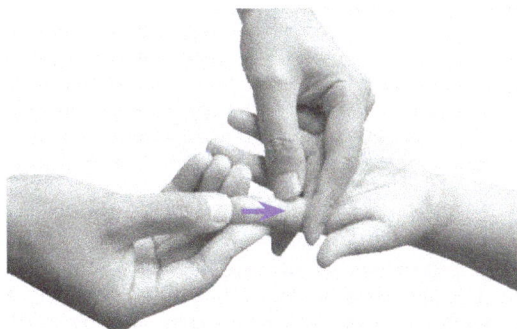

图 5-79 清肝经

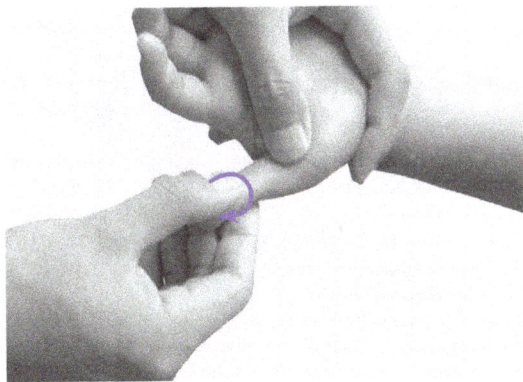

图 5-80 补脾经 1

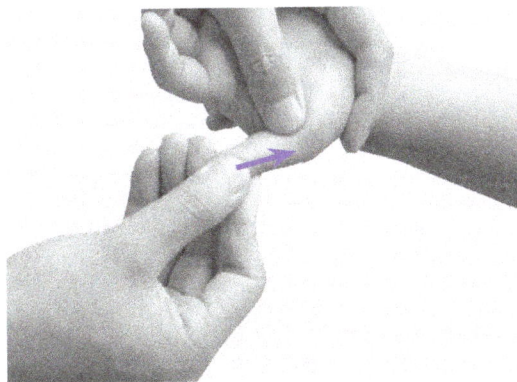

图 5-81 补脾经 2

（5）清天河水：患儿仰卧位，术者站在患儿的侧方，一手扶住患儿的前臂，另一手以示指、中指罗纹面沿着患儿前臂正中自腕推向肘部，称为"清天河水"，反复操作100次。注意着力部位要紧贴皮肤，压力适中，做到轻而不浮，重而不滞。应沿着直线推动。（图5-82，图5-83，图5-84）

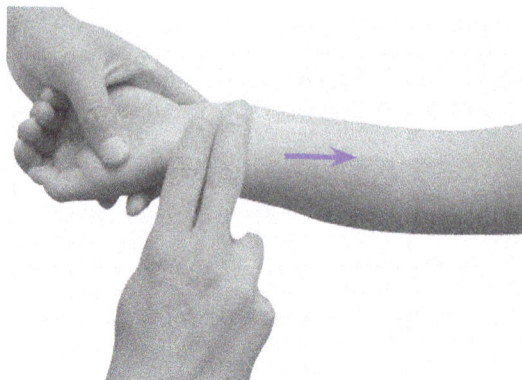

图5-82　清天河水1

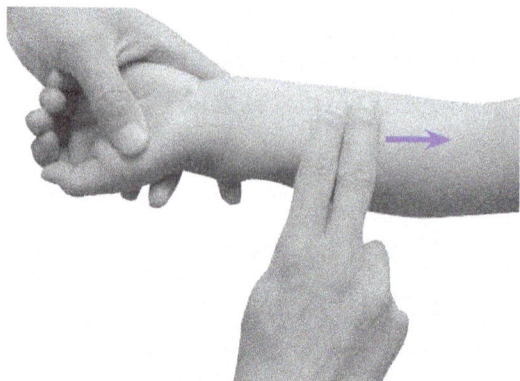

图5-83　清天河水2

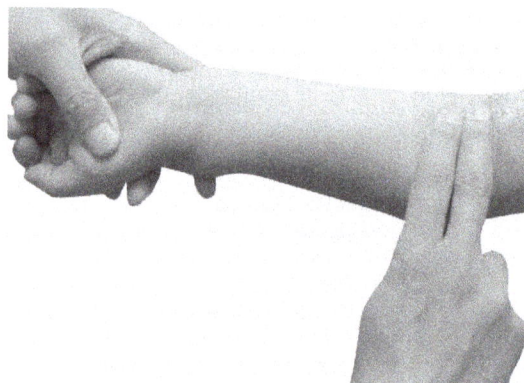

图5-84　清天河水3

（6）摩腹：患儿仰卧位，术者站在患儿的侧方，将手掌轻放于患儿腹部，沉肩垂肘，以前臂带动腕，按照左上腹、右上腹、右下腹、左下腹的顺序做环形而有节律的抚摩约5分钟。用力宜轻不宜重，速度宜缓不宜急。在摩腹之前可以在患儿腹部涂上适量滑石粉，以免摩腹过程中损伤患儿皮肤。（图5-85，图5-86，图5-87）

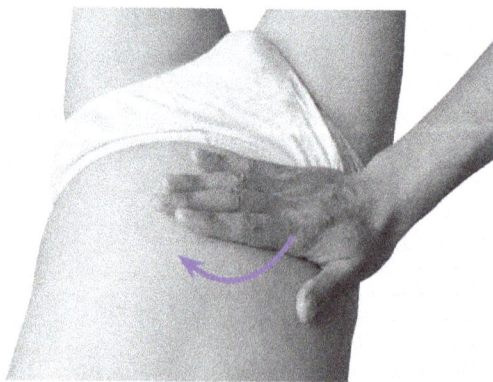

图5-85　摩腹1

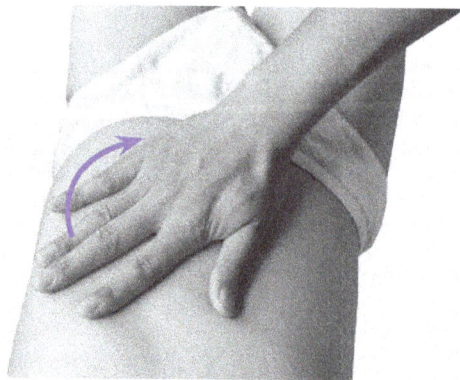

图5-86　摩腹2

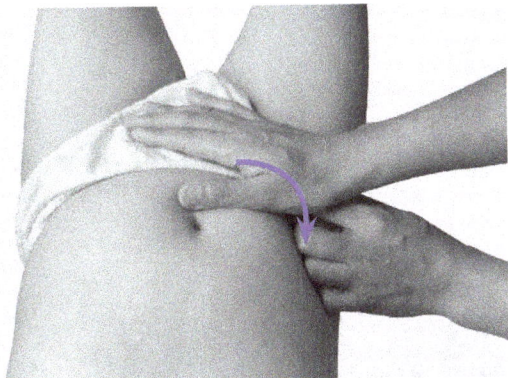

图 5-87 摩腹 3

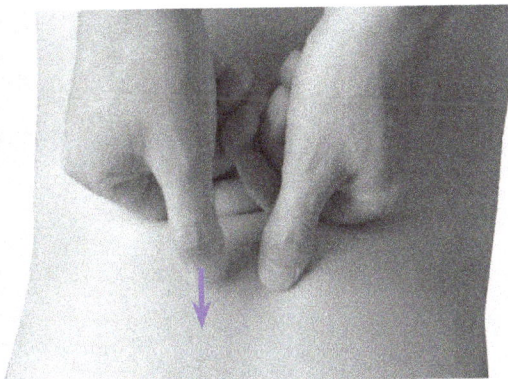

图 5-88 捏脊 1

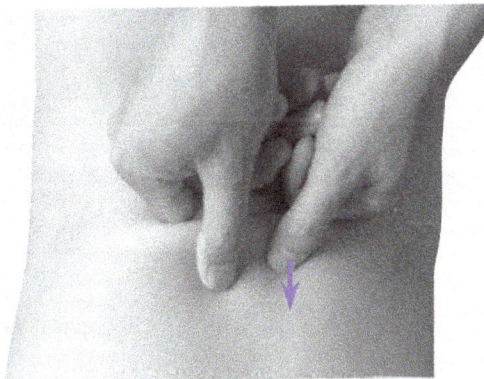

图 5-89 捏脊 2

（7）捏脊：患儿俯卧位，术者双手示指抵于背脊之上，再以两手拇指伸向示指前方，合力挟住肌肉，捏起，采用示指向前拇指后退之翻卷动作，两手交替向前移动。自长强穴起一直捏到大椎穴为 1 次。如此反复操作 5～6 次。注意要直线捏，所捏皮肤的厚、薄、松、紧应适宜，捏拿速度要适中，动作轻快、柔和，避免肌肤从手指尖滑脱。（图 5-88，图 5-89）

（8）揉涌泉：患儿仰卧位，术者站在患儿的侧方，一手托住患儿足跟，另一手以拇指罗纹面揉患儿涌泉穴 50～100 次。（图 5-90）

2. 脾气虚弱者配伍手法

（1）补脾经：患儿仰卧位，术者站在患儿的侧方，一手扶住患儿的前臂，另一手以拇指罗纹面在患儿拇指末节罗纹面上做顺时针方向的旋转推动，也可以将患儿拇指屈曲，术者以拇指罗纹面循患儿拇指桡侧边缘向掌根方向直推，统称"补脾经"，反复操作 100 次。（图 5-91，图 5-92）

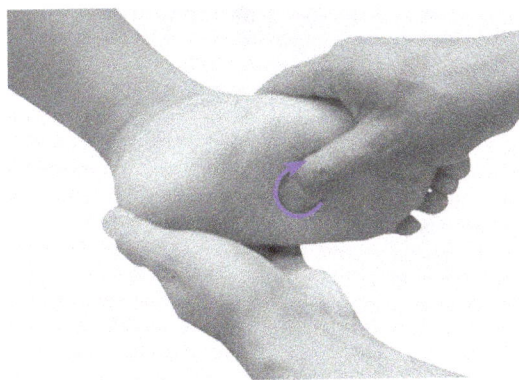

图 5-90 揉涌泉

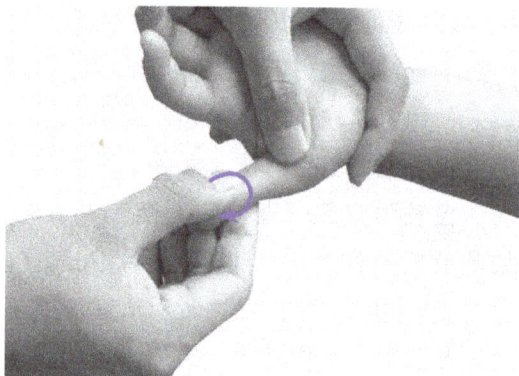

─•◦ 图5-91　补脾经1 ◦•─

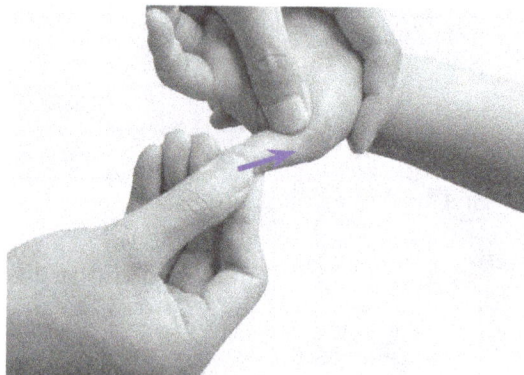

─•◦ 图5-92　补脾经2 ◦•─

3. 心火热盛和心胆气虚者配伍手法

（1）揉小天心：患儿仰卧位，术者站在患儿的侧方，一手托住患儿的前臂，使其掌心向上，另一手以拇指罗纹面在患儿手掌大小鱼际交界的凹陷处按揉为"揉小天心"，操作300次。注意用力均匀，力度适中，以患儿可以忍受为度。（图5-93）

（2）清心经：患儿仰卧位，术者站在患儿的侧方，一手扶住患儿的前臂，另一手以拇指罗纹面从患儿中指末节罗纹面向指根方向直推，称为"清心经"，反复操作100次。（图5-94）

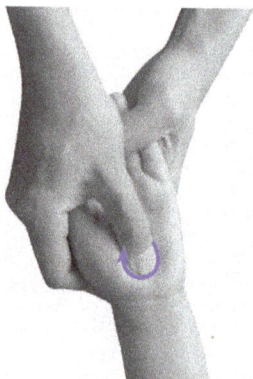

─•◦ 图5-93　揉小天心 ◦•─

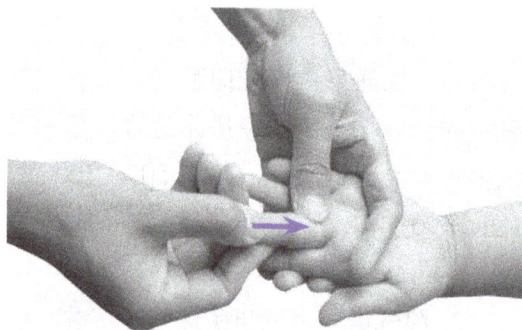

─•◦ 图5-94　清心经 ◦•─

小贴士
TIPS

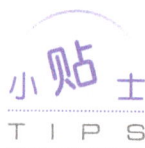

保持室内安静，喂食不可过饱，衣着不要过暖，乳母勿食辛辣之物。

第六节　小儿遗尿

遗尿是指 5 岁以上的小儿在睡眠中不知不觉地将小便尿在床上，又称"尿床"。一般分器质性遗尿和功能性遗尿两类，后者占绝大多数，前者以脊柱裂最常见。属中医学"遗尿"范畴。病因病机为肾气亏虚，下元不固或脾肺气虚，中气下陷或肝经湿热，下注膀胱。

☺ 临床表现

(1) 发病年龄在 3 周岁以上，寐中小便自出，醒后方觉。

(2) 睡眠较深，不易唤醒，每夜或隔几天尿床一次，甚则每夜尿床数次。

(3) 尿常规及尿培养无异常发现。

(4) 部分患儿腰骶部 X 线影像显示隐性脊柱裂，泌尿系 X 线造影可见其结构异常。

☺ 按摩治疗小窍诀

(1) 补脾经：患儿仰卧位，术者站在患儿的侧方，一手扶住患儿的前臂，另一手以拇指罗纹面在患儿拇指末节罗纹面上做顺时针方向的旋转推动，也可以将患儿拇指屈曲，术者以拇指罗纹面循患儿拇指桡侧边缘向掌根方向直推，统称"补脾经"，反复操作 100 次。(图 5-95，图 5-96)

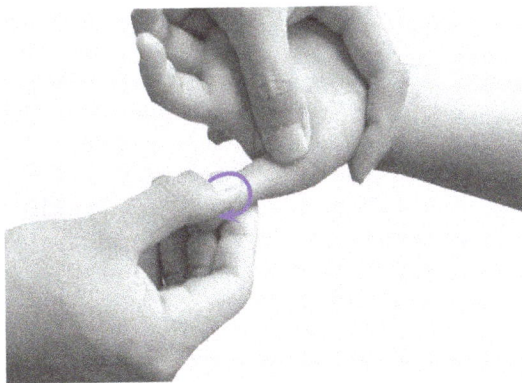

图 5-95　补脾经 1

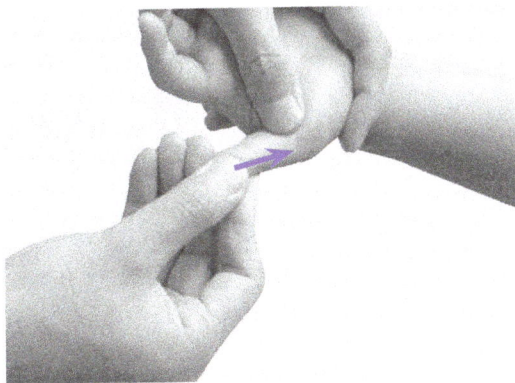

图 5-96　补脾经 2

(2) 推肾经：患儿仰卧位，术者站在患儿的侧方，一手扶住患儿的前臂，另一手以拇指罗纹面从患儿小指指尖向其指根方向直推，称为"推肾经"，反复操作 200 次。(图 5-97)

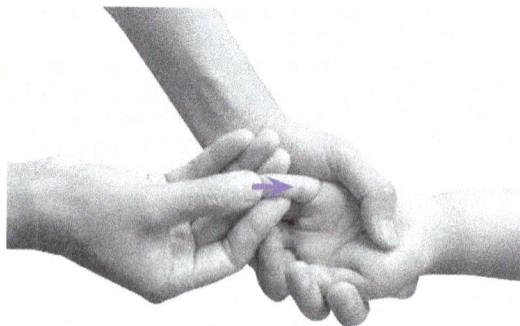

——●‹ 图5-97 推肾经 ›●——

（3）推三关：患儿仰卧位，术者站在患儿的侧方，一手扶住患儿的前臂，另一手以拇指桡侧面或示、中指指面沿着患儿前臂桡侧，从患儿的腕部向肘部直推，称为"推三关"，反复操作200次。在推动的过程中，要注意指面要紧贴患儿的皮肤，压力要适中。（图5-98，图5-99，图5-100）

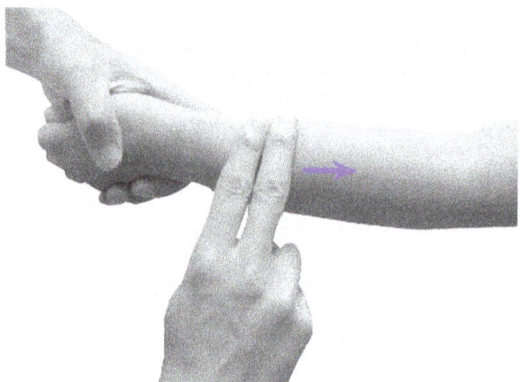

——●‹ 图5-98 推三关1 ›●——

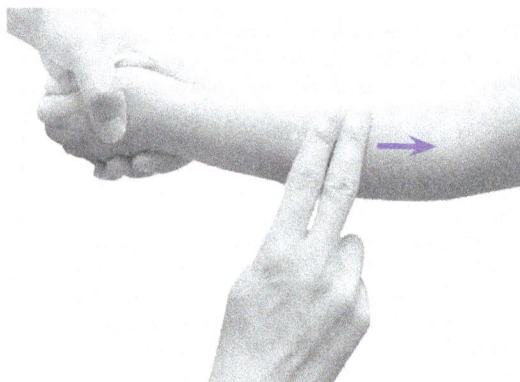

——●‹ 图5-99 推三关2 ›●——

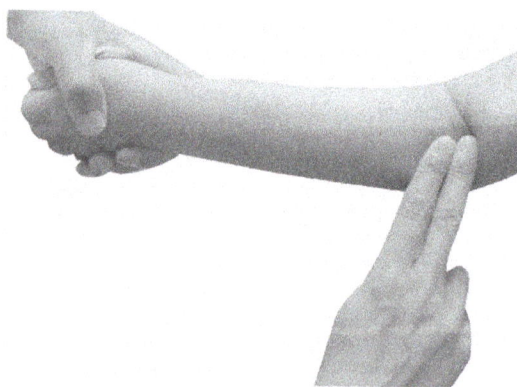

——●‹ 图5-100 推三关3 ›●——

（4）摩腹：患儿仰卧位，术者站在患儿的侧方，将手掌轻放于患儿腹部，沉肩垂肘，以前臂带动腕，按照左上腹、右上腹、右下腹、左下腹的顺序做环形而有节律的抚摩约5分钟。用力宜轻不宜重，速度宜缓不宜急。在摩腹之前可以在患儿腹部涂上适量滑石粉，以免摩腹过程中损伤患儿皮肤。（图5-101，图5-102，图5-103）

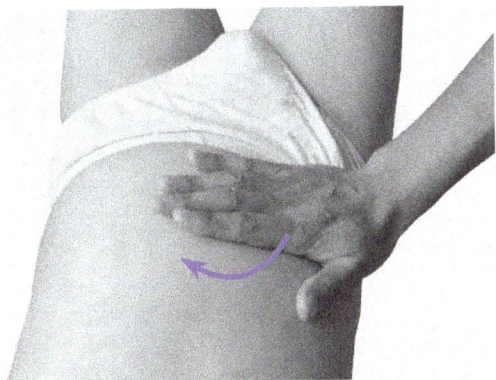

—►•◄ 图 5-101　摩腹 1 ►•◄—

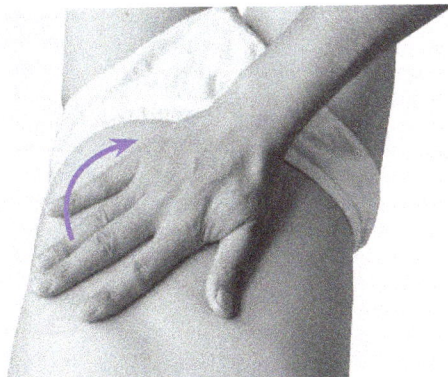

—►•◄ 图 5-102　摩腹 2 ►•◄—

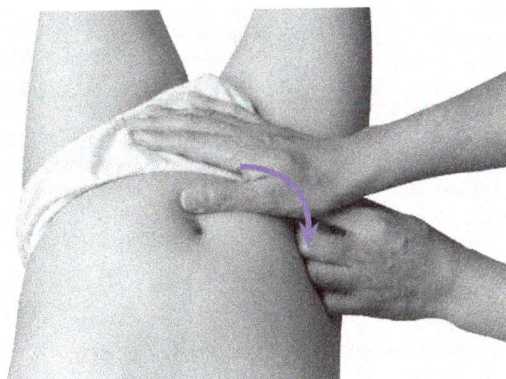

—►•◄ 图 5-103　摩腹 3 ►•◄—

（5）擦八髎：患儿俯卧位，术者站在患儿的侧方，将一手手掌放于患儿骶部八髎穴处，沿着八髎穴走向作往返直线快速擦动 3 分钟。注意手掌要紧贴患儿腰部皮肤，压力适中，速度要均匀且快，要沿直线往返操作，不可歪斜，使产生的热量透达深层组织，即"透热"。（图 5-104，图 5-105，图 5-106，图 5-107）

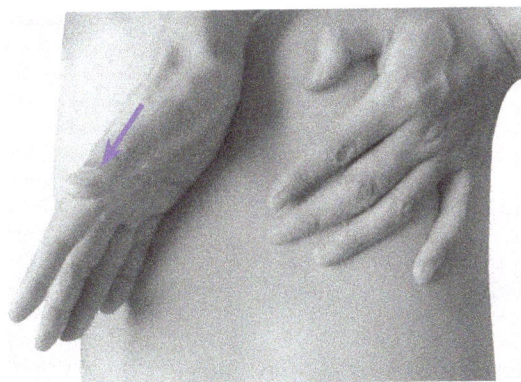

—►•◄ 图 5-104　擦八髎 1 ►•◄—

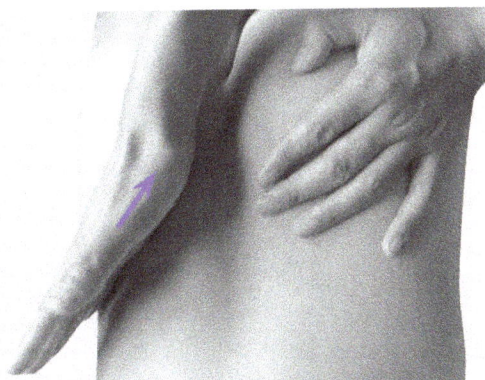

—►•◄ 图 5-105　擦八髎 2 ►•◄—

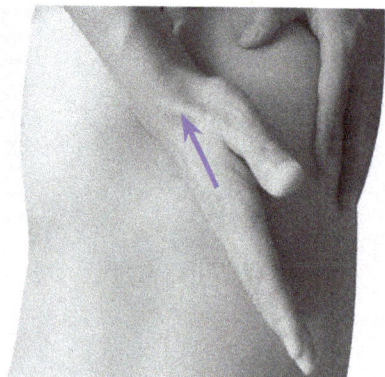

图 5-106　擦八髎 3

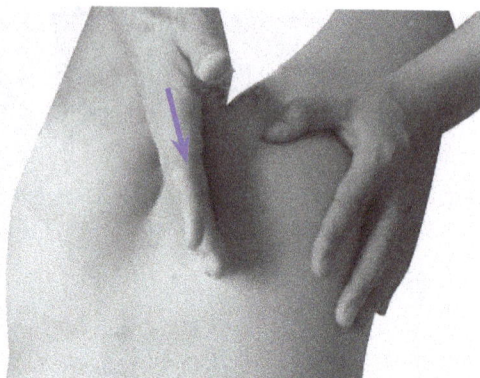

图 5-107　擦八髎 4

（6）揉三阴交：患儿正坐位，术者站在患者的前方，一手托住患儿小腿，另一手拇指点按于患儿内踝上三寸处，即三阴交穴，施以点揉法 3 分钟。术者以拇指指端吸定于三阴交穴上，以肢体的近端带动远端作带动深层组织小幅度的环旋揉动，压力要均匀，动作要协调有节律。（图 5-108）

（7）揉涌泉：患儿仰卧位，术者站在患儿的侧方，一手托住患儿足跟，另一手以拇指罗纹面揉患儿涌泉穴 50 ~ 100 次。（图 5-109）

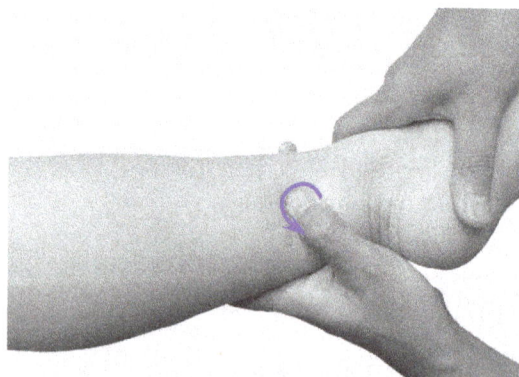

图 5-108　揉三阴交

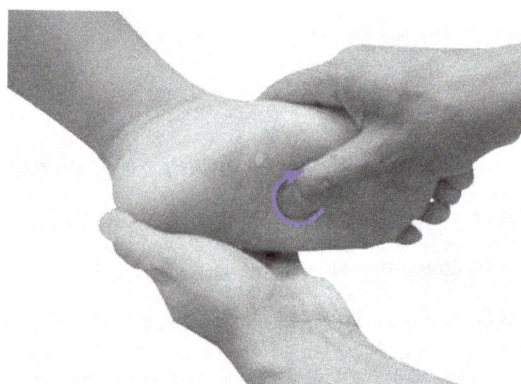

图 5-109　揉涌泉

小贴士 TIPS

治疗期间还可服用蜂王浆辅助治疗；配合针灸治疗可加强疗效；夜间应定时叫醒小儿，让其排尿。

www.ingramcontent.com/pod-product-compliance
Lightning Source LLC
Chambersburg PA
CBHW080337270326
41927CB00014B/3264